五穀雜糧
比藥好

雷正權 醫師/著

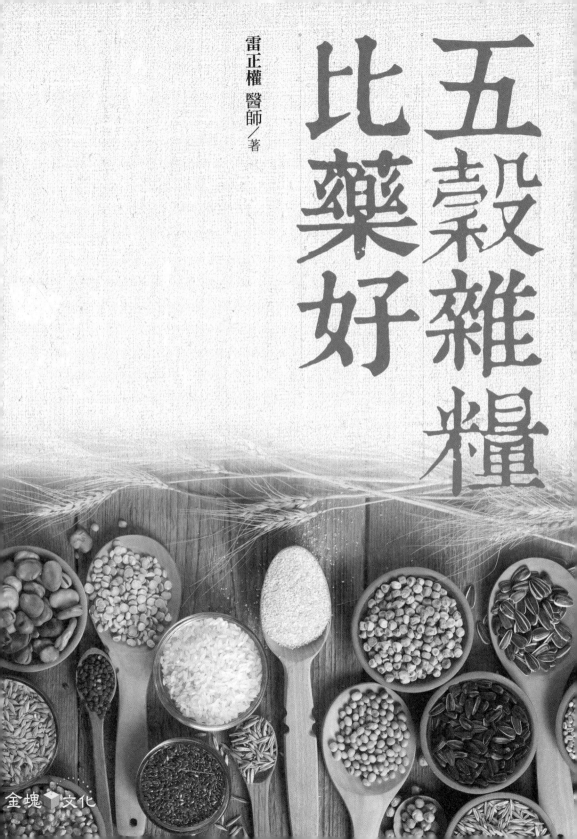

金塊文化

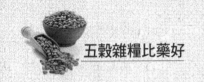
古代稱粟、豆、黍、麥、稻五種糧食為五穀，後人多泛指各種糧食。五穀是養育人體的主食。它富含碳水化合物、蛋白質、脂肪等，營養配比很符合人體的需要，所以是補養精氣最完美的食品。

五穀為養

《黃帝內經》提倡「五穀為養，五畜為益，五果為助，五菜為充」的飲食原則，認為五穀雜糧才是養生的根本。一說到進補，人們想到的往往是各種補藥或山珍海味。其實，人們常吃的五穀雜糧才是滋補身體的法寶。五穀作為主食，是飲食中最為重要的組成部分，小麥、粳米、小米等，均是味甘、性平之物，具有「補脾胃，益氣血，長肌肉，和五臟」的功效。

從中醫角度來看，所謂「五穀雜糧」都是植物的種子，一顆小小的種子埋在土裡，到了春天發芽、成長、壯大，最終長成一棵完整的植物，充分說明種子裡面具備旺盛的生命力，濃縮了植物的所有精華。種子，是植物之精華，具有完備的四季之氣，升降浮沉四氣均平，氣平以養生，因此我們的祖先將之定為主食，有其深刻的內涵。

安穀則昌

古人提倡「安穀則昌」，意思就是吃得下飯，身體才健康，這與現代營養學的理論也是一致的。在「平衡膳食金字塔」中，五穀雜糧等主食位於金字塔的底端，是整個膳食結構的基礎。而

「飲食指南」也告訴我們，在食物多樣化的前提下，日常飲食應以穀類為主，它能提供人體所需的能量和一半以上的蛋白質。

現在許多人為了減肥不吃主食，導致臉色蒼白或蠟黃，抵抗力下降，氣血不調。其實我們每天應該至少吃300克的主食，包括米飯、饅頭、麵條、燕麥、玉米等，同時應注意粗細搭配。

此外，現在的精製大米、白麵等細糧，其加工過程中把種子的皮、胚芽剝掉，損傷了種子的生命力，使之缺乏生機。大米放在水裡無法發芽，營養價值大幅度降低，所以最好食用完備的種子，也就是粗糧。沒有經過細緻加工保持原始生機的糧食，其穀氣充沛，補養人的元氣效果最好。

民以食為天，五穀是食物的主要組成部分，我們日常生活中的五穀雜糧都對身體意義重大，如果食用得當，就能為健康大大加分。所以大家在飲食過程中，千萬不可忽視五穀雜糧。

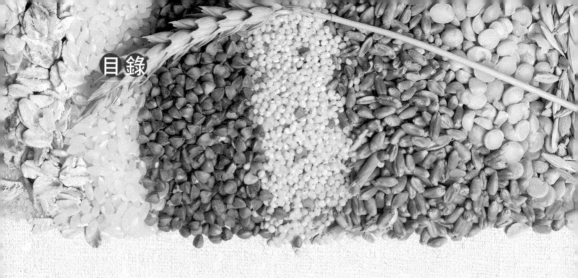

目錄

隨著人們對傳統養生和現代營養學關注的深入，以前因口感粗糙，只被作為普通糧食的五穀雜糧也華麗變身，蛻變為炙手可熱的搶手貨。然而五穀雜糧雖好，卻也不能隨便吃。瞭解五穀雜糧，是回歸健康之路的必然選擇。

CONTENTS

第二章 穀類：粥飯當家，五穀為主 45

主食，尤其是稻穀類主食永遠是餐桌上的營養將帥，然而所謂稻穀也不僅僅有水稻、小麥這麼單一。稻穀類家族龐大，除水稻、小麥外還有蕎麥、燕麥、黑米、高粱等，且每一種所含營養物各有特點，有很強的互補作用。因此越是能將主食吃出花樣，越有可能吸收到更為豐富的營養。

第三章 豆薯：健康搭配，豆薯為補 65

豆薯類可作為主食，也可用來做成菜品，隨著生活條件的提高，現在多將其做成湯菜或甜品、零食食用。豆類含有豐富的植物性蛋白質，無論打磨成豆漿還是做成其他豆製品都堪稱經典；而薯類則因含有大量糖分和食用纖維，可做成新式甜品，營養又能減肥，美味又不失健康。

第四章　堅果、乾果：營養加分，珍果為益 97

堅果、乾果一般不作為主食食用，但習慣上還是將其歸入雜糧一類。堅果、乾果類雖不是三餐飲食結構中的必需，但因其營養豐富，所以在人體健康拼圖上仍佔據了重要位置。比起其他雜糧，堅果、乾果類最大的特點是含有大量不飽和脂肪酸，對心腦血管保護及抗衰老非常有益，可謂真正的健康零食。

第五章　身體很多毛病可吃五穀雜糧來緩解 118

最好的醫院是廚房，最好的藥材是食物，最好的醫生是你自己。不要小看身邊的五穀雜糧，身體的很多毛病都是可以通過吃五穀雜糧來緩解的。

CONTENTS

第六章

吃對五穀雜糧，記性好、精力足、睡眠好
….. 195

食物越來越豐富，身體卻越來越差；活得越來越體面，快
樂卻越來越少……當你生活壓力大的時候，回家吃飯吧，
在五穀雜糧中尋找力量，回歸健康、愉悅的生活方式。

目錄

CONTENTS

第九章 吃對五穀雜糧，孩子食慾好、長得高、體質好 ….. 239

飲食習慣對人的影響很大，不良的飲食習慣可能會加重腦部代謝機能障礙，而良好的飲食習慣不但對心臟有益，對大腦也有好處。孩子處於體力、智力、精力快速成長的時期，需要從五穀雜糧中攝取豐富的營養作為補充。

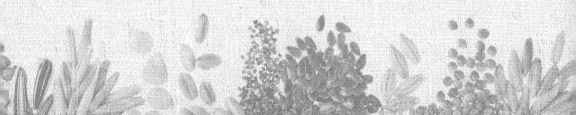

目錄

第十章

超美味的一周營養食譜 *250*

五穀雜糧雖好，但任何一種天然食物都不可能提供人體所需的全部營養素，想要做到平衡膳食，日常飲食就必須由多種食物組成，否則就不能滿足人體各種營養需求，達到合理營養、促進健康的目的。

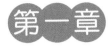

第一章

五穀雜糧雖養人，
卻不能隨便吃

隨著人們對傳統養生和現代營養學關注的深入，以前因口感粗糙，只被作為普通糧食的五穀雜糧也華麗變身，蛻變為炙手可熱的搶手貨。然而五穀雜糧雖好，卻也不能隨便吃。瞭解五穀雜糧，是回歸健康之路的必然選擇。

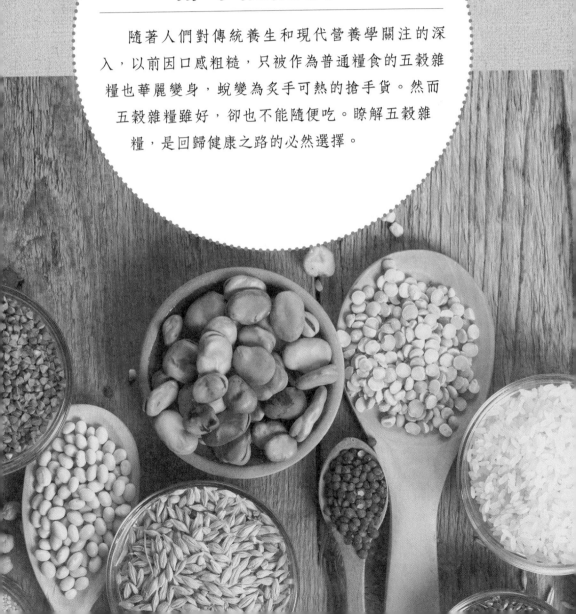

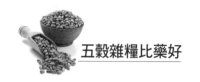

食物保健康，五穀雜糧是關鍵

隨著社會的進步，生活水準不斷提高，人們對「吃」的概念已由溫飽過渡到「食文化」，不僅要吃出花樣，而且還要吃出健康。作為健康時尚，五穀雜糧備受青睞。那麼，五穀雜糧究竟指的是哪幾種糧食呢？一般指除稻以外的幾種糧食作物，包括小米、蕎麥、大麥、大豆、玉米、薯類等。

然而，過去的幾十年，隨著生活的改善，人們的飲食逐漸趨向於「精細化」，而忽視了傳統的五穀雜糧。過去被人們視為常年主食的五穀雜糧，曾一度在「食不厭精」的過程中悄然「退居」二線。隨著人們健康意識的增強，人們很快就發覺飲食「偏精」的弊病，便興起了用五穀雜糧來改善飲食結構，其原因如下。

一味地只吃精米、白麵不僅無法保證營養的全面供應，還會使健康受損；同時，食用過多、過量甘肥油膩的食品還會使營養過剩，導致一系列「現代文明病」的發病率上升，如高血壓、冠心病、糖尿病、癌症等。

近年，人們的口味發生了變化，因為吃膩了大魚大肉，五穀雜糧的樸質口感完全可與山珍海味相媲美。五穀雜糧含豐富的營養及大量人體需要的纖維素，如半纖維素、果酸和木質素等。這些物質大量存在於粗雜糧中，有良好的潤腸通便、降血壓、降血脂、降膽固醇、調節血糖、健美、減肥等重要的生理及保健功能。

古人對飲食與保健的看法是「五穀為養，五果為助，五畜為益，五菜為充」，意思是飲食要做到精粗、葷素、糧菜的合理搭配，才能保證人體健康。現代營養學研究表明，粗糧、細糧搭配比單吃一種糧食營養價值要高出許多。

現代五穀雜糧概覽

五穀雜糧種類	代表食物	營養結構
穀類	小麥、粳米	含70%以上的碳水化合物，是人體熱能最經濟的來源
豆類	大豆、紅豆	蛋白質含量豐富，尤其是乾品豆子，蛋白質含量甚至可達50%以上
薯類	紅薯、馬鈴薯	含有約20%的澱粉及大量的糖類，碳水化合物利用率很高，也是人體能量的重要來源
乾果、堅果類	杏仁、核桃	大多數含有近50%的油脂，且多為不飽和脂肪酸，對保護心腦血管有重要作用

　　五穀雜糧的纖維素能以「膨化」形式存在於體內，增大了腸內的體積，使腸道蓄水量增加，改善了消化液的分泌，增加血液中的水分子，防止血液黏稠度增高，對於心腦血管疾病及高血壓等都有很好的防治作用。另外，纖維素中的木質素具有吞噬細菌及癌細胞的活力，從而可降低或控制癌症的發生和發展。

　　許多雜糧品種皆具有其獨特的食用和醫療價值。例如，麥麩對糖尿病、膽固醇和血脂過高有一定的防治作用；芝麻具有補肝腎、潤燥化結的作用；長期被人們視為廢棄物的豆腐渣，其所含的鈣質比牛奶還多，可以防治多種老年病。

　　五穀雜糧中除了含有較高的人體必需的營養物質及兼有一定的保健作用以外，在防癌抗癌方面，越來越顯示出其不可輕視的作用。例

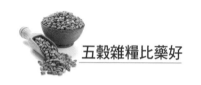

如，胡蘿蔔素進入人體後，可轉化為維生素A，又稱維生素A原，對於預防肺癌、胃癌、腸癌、喉癌、皮膚癌均有一定的作用。在糧食、豆類作物中，顏色較深的含有胡蘿蔔素較多，如黃玉米、黃心甘薯、小米、高粱、大豆、綠豆、豌豆、豇豆等。

由此可見，許多五穀雜糧皆各自具有其獨特的食用和醫療價值，使它們在營養保健方面成為新時代的「寵兒」。

主食為你提供約八成的能量

人們最常食用的主食包括大米、麵粉、玉米、小米、高粱、蕎麥等，這些食物都含有人體所必需的營養成分，將近八成的熱能和一半左右的蛋白質與相當比重的B族維生素、無機鹽都來自這些穀類食物。

穀類食物中碳水化合物含量最高，是人體熱能的主要來源。碳水化合物供給維持生命所必需的動力，如果膳食裡缺乏熱量，成年人就會逐漸消瘦下來，無法從事日常活動；兒童就不能正常發育。穀類食物中碳水化合物含量平均達2/3左右，其中大米和麵粉中含量較其他穀類高，可達3/4，其利用率也比較高，在九成以上。當然，如果吃得過多，也會使人發胖或引起肥胖症。所以要根據自己身體的需要來攝取，以保持人體最正常的狀態。

穀類的蛋白質含量很高，蛋白質是組成動物和植物細胞的一種很重要物質。一般來說，動物性蛋白質對人體的好處比植物性蛋白質要多些。蛋白質最主要的功用，是作為材料供給人體增生新細胞和修補破損的細胞，同時供給熱量。因此，它是兒童、孕婦、乳母和患者最主要的養分。穀類的蛋白質含量在10%左右，其中燕麥含量較高，可達50%，而稻米和玉米含量較低，大約8%。穀類物質外層的蛋白質含量

比裡層要高，因此，精製的大米和麵粉因過多地除去了外皮，使得蛋白質的含量較粗製的米和麵低。

穀類食物中含有相當比重的B族維生素，其中維生素B_1、維生素B_2和煙酸較多。研究得出每千克小麥麵粉中含維生素$B_1$4.6毫克、維生素$B_2$0.6毫克。在小米和黃玉米中，還含有少量的胡蘿蔔素和維生素E。維生素B_1能夠預防腳氣病，維持心臟的正常功能，促進乳汁的分泌和增進食欲等。維生素B_2則能夠促進兒童生長發育，如果缺乏會引起嘴角發炎，舌頭和眼球發炎，怕強光。

因此，淘米時應儘量少搓洗，否則，會使維生素B_1損失將近一半，維生素B_2和煙酸損失1/4左右，浸泡時間越長，淘米次數越多，維生素損失也就越多。應當儘量多吃沒有加工過的大米和麵粉，以便攝取更多的營養成分。

穀類食物對胃還有很好的保健作用。穀類中的大麥及小麥成分含有維生素A、B族維生素、維生素E和澱粉酶、麥芽糖、轉化糖酶、卵磷脂、蛋白質分解酶、脂肪和礦物質。

全穀物，你吃的量夠嗎？

五穀含的營養成分主要是碳水化合物，其次是植物性蛋白質，脂肪含量不高。古人把豆類作為五穀是符合現代營養學觀點的，因為穀類蛋白質缺乏賴氨酸，豆類蛋白質缺少蛋氨酸，穀類、豆類一起食用，能有蛋白質相互補益的作用。

我們常吃的精麵粉做成的食物（如包子、饅頭、餃子、白麵包等）、大米（精加工）等，在加工過程中把富含粗纖維的麩皮和大部分營養豐富的胚芽去掉了，其實，糧食的維生素和其他營養物質多含

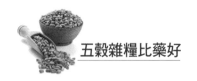

在表皮和胚芽中，經過加工後，其營養物質就有一定程度的損失，而且加工越精細，營養物質的流失越大。每千克糙米含有維生素$B_1$4.2毫克，加工一次，下降到1.7毫克；加工兩次，下降到1.2毫克；加工三次，就只有0.8毫克了，所含的B族維生素則要損失八成以上。鈣、氨基酸是組成蛋白質的主要成分，然而經過加工的大米、麵粉中氨基酸的含量極少，而未加工的米、麥和其他玉米、紅薯中，氨基酸含量就高得多。因此，日常膳食中應該保證一定量的全穀類食物，如全麥麵包、糙米、天然麥片等。

推薦每天至少3份全穀類食品。早晨可食燕麥片、小麥片、全麥片、葡萄乾或全麥麵包等穀類食品，午餐可吃全麥切片三明治、全麥卷等，也可試試糙米或加蔬菜的全麥麵團。晚餐時用糙米、碎小麥或大麥代替白米。

全穀類成分占總重量至少達51%的食品定義為全穀類食品，購買食物時應該選擇成分標籤上注明是全穀類的食物，標有「100%全穀類」的食物是最好的，如果食品符合要求，標籤上會寫著「食用富含全穀類的食品，可幫助減少心臟病和癌症的發病率」。為確保買到真正的全穀類食品，在成分列表中找「全」或「全穀類」的字樣。不要被「小麥粉」、「未加工的小麥粉」和「高級麥粉」等這些字眼迷惑。同樣「全科的」、「強化的」、「精製小麥」、「麥片」和「有機食物」這些字眼均不能保證產品是全穀類。

另外，我們都熟悉小麥、燕麥、玉米、糙米，但對幾種加入麵粉、麵包、早餐中或替代白米與馬鈴薯的穀類食物卻知之甚少。此類食物有莧菜、碎蕎麥、乾小麥（全麥）、大麥（去皮的）、亞麻仁（壓碎的）、粟、藜、黑麥、雜交麥或小麥胚乳。需要指出的是，酒類雖然主要是穀物（或者果子）釀造的，但是因為它經過了發酵的過

程，所含營養及熱量已經有所改變，不屬於穀物的範疇。

膨化食品如米餅、蝦片、鍋巴、小饅頭等，在加工過程中營養物質大量流失，有些食品加入大量的糖或油脂（如鍋巴等油炸型膨化食品），導致熱量增加的同時並沒有增加有益營養，所以不是推薦的穀物食品。

粗糧吃越多越好嗎？

隨著人們的生活水準不斷提高，新的健康問題也接踵而來。日常飲食中，我們過多地攝入高熱量、高脂肪、高含糖、高含鹽的食品。當我們在享受豐富食物的同時，也在不知不覺中被高血壓、糖尿病、肥胖症、腫瘤等這些流行病所困擾。

針對這些飲食問題，膳食營養學家告訴我們：「食物多樣，穀類為主，粗糧搭配。」而這裡所說的粗糧搭配，就是指要適當地食用一些傳統意義上的粗糧。

很多人不愛吃粗糧，認為它們的口感粗糙，味道很差。相對於平常食用的精米和白麵來說，小米、大麥、玉米、栗子、菱角、花生米、黑芝麻、高粱、黃豆、紅薯、山藥等食品，都可稱為粗糧。其實粗糧的加工過程非常簡單，保留了許多細糧沒有的營養成分。

膳食營養學家研究表明，飲食中以四分細糧、六分粗糧最為適宜，因此想要保持良好的身體健康，就應學會粗細糧巧妙搭配。比如粗糧和細糧搭配，混合起來熬粥或做成點心，就可避免粗糧的味道單一而粗糙的問題。晚餐時吃粗糧是最好的時間，因為晚餐吃粗糧有利於人體的消化吸收，有助於清理腸胃，不讓人們帶著大量的熱量和油脂入眠。

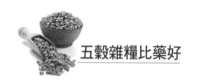

　　健康的飲食中吃粗糧要適量，並不是吃越多就越好。由於粗糧內的賴氨酸含量比較少，粗糧與副食的合理搭配可彌補自身的不足。正常人吃粗糧以兩天一次為宜，患有高血糖、高血壓、高血脂的人，可以一天一次經常吃。由於粗糧中含有的纖維素和植酸都比較多，長期大量食用會使人體的脂肪利用率降低，造成骨骼、心臟、血液和臟器功能損害，降低人體的免疫能力，甚至影響到生殖能力。

　　除此之外，吃粗糧也要看人的體質，並不是所有人都適合吃粗糧。因為粗糧內含有較多的纖維素，食物中的膽固醇會隨著纖維素排出腸道，而膽固醇減少吸收，就會導致女性激素的合成減少，影響生殖系統和生殖器官的發育，因此青春期的少女不宜多吃粗糧；粗糧補充能量比較慢，因此運動員、體力勞動者這類長期大量付出體力、需要儘快提供能量的人，也要少吃粗糧；患有慢性胰腺炎、腸胃潰瘍及急性胃腸炎的患者的食物要求細而軟，也要儘量避免吃粗糧。

　　為了身體健康和營養平衡，普通人平時應該適當吃一些粗糧，特別是長期坐在辦公室的上班族、每天接觸電腦較多的人、應酬和熬夜較多的人、患有腸胃炎或便秘等症狀的人、患有「三高」的人，更應多吃粗糧。

解密五穀雜糧的脾性

　　食物的脾性，是指食物具有寒、熱、溫、涼四種性質。因為涼僅次於寒，溫與熱性質相近，所以實際上是寒涼、溫熱兩個方面的性質。此外，還有平性食物，其寒熱性質不太明顯。這裡的寒、涼、溫、熱不是指食物的溫度，而是指食物進入人體後發揮的作用。簡單地說，吃後讓人感覺到熱的食物是熱性的，吃後讓人感覺到寒冷的食

物是涼性的。

1. 溫熱性食物

一般來說，溫熱性食物具有溫中散寒、助陽補火等作用，適合秋冬季食用。例如，一個畏寒、脘腹冷痛的人，在食用生薑、胡椒、大蔥等食物以後症狀得到緩解和消除，這就表明這種食物具有溫熱性質。

根據其作用強弱，通常又把溫熱性食物分為溫性食物和熱性食物兩大類。常見的溫性食物有穀類中的高粱、糯米等，蔬菜中的韭菜、生薑、大蔥、洋蔥、大蒜、芥菜等，水果中的桂圓肉、杏、荔枝、栗子、桃、柑橘、柳丁、大棗等，畜禽肉中的牛肉、豬肝、豬肚、雞肉等，水產品中的海參、蝦、鱔魚、鰱魚等，以及花茶、烏龍茶、烏梅等。常見的熱性食物有蔬菜中的辣椒、蠶豆、香菜等，肉類中的羊肉、鱒魚等，以及花椒、胡椒、乾薑、芥子、小茴香等。

一般來說，陽虛、畏寒及感受風寒的人宜選用溫熱性食物。

2. 寒涼性食物

一般來說，寒涼性食物有清熱瀉火、解毒的作用，適合春夏季食用。例如，一個發熱、口渴的人在食用西瓜、黃瓜、香蕉等食物以後，其症狀可以減輕或消除。

根據其作用強弱，通常又把寒涼性食物分為涼性食物和寒性食物兩大類。常見的涼性食物有穀類中的小米、大麥、小麥、蕎麥、薏米等，蔬菜中的黃瓜、冬瓜、白菜、油菜、芹菜、竹筍、菠菜、蓮藕、蘿蔔等，水果中的梨、香蕉、西瓜、芒果等，肉蛋中的豬肉、鴨肉、兔肉、田雞、鴨蛋等，水產品中的鯧魚、黃魚等，以及菊花、茶葉、豆腐等。常見的寒性食物有蔬菜中的竹筍、冬瓜、苦瓜、荸薺、苦菜

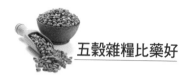

五穀雜糧的脾性

性質	功效	對症	代表穀物
涼性	清熱瀉火、解暑除燥、消炎解毒等	夏季發熱、發汗、中暑，急性熱病、發炎、熱毒	薏米
寒性	寒與涼性質功效相同，但清熱祛火程度更強，不宜長期過量食用	常用於熱性病症，發熱、發炎、痘疹	綠豆
溫性	驅寒振陽、溫暖脾胃、補養氣血、驅蟲、止痛等	秋冬怕冷、手腳冰涼、脘腹冷痛、病後體虛	糯米
熱性	與溫性食物性質相同，但程度較為劇烈，一般不用來長期補益身體	可用於寒性病症，以及冬季滋補等	桂圓
平性	開胃健脾、強身健骨、清淡滋補，可長期食用	各種體質都可食用	粳米

等，水果中的柚子、甘蔗、柿子、桑葚等，水產品中的蟹、田螺、紫菜、海藻、海帶等，以及綠豆、食鹽、淡豆豉、醬等。

　　一般來說，陰虛、體熱、內火偏重及感受風熱者宜選用寒涼性食物。

3.平性食物

　　平性食物性質平和，介於寒涼與溫熱之間，不溫也不涼，具有健脾、開胃、補益身體的作用，一般人都可長期食用。

常見的平性食物有穀薯中的粳米、玉米、花生、芝麻、地瓜等，豆類中的黃豆、豇豆、黑豆、赤小豆等，蔬菜中的洋蔥、馬鈴薯、捲心菜、芋頭、胡蘿蔔等，果品中的葡萄、蓮子、百合等，肉蛋中的豬肉、豬肺、豬心、豬腎、豬蹄、雞蛋等，水產品中的青魚、鯉魚、鯽魚等，以及平菇、香菇、銀耳、木耳、白砂糖、蜂蜜、燕窩等。

平性食物適宜於一般體質者，寒涼、熱性病症的人都可選用。尤其適宜雖是虛證但不宜通過補益方法調理的亞健康者，或雖是實證但不宜採用清瀉方法調理的亞健康者。

食物的「五味」

這裡的「味」並不是指食物的口味，而是食物功效之味，即以味來代表食物的某種性質和作用。例如，動物的內臟、肉類，實際上並無甜味，但由於具有滋養補益作用，所以把它標示為甘味。海帶、紫菜、蛤蜊、海蜇等，本身並無鹹味，但由於有軟化堅硬、消散腫塊等作用，故把它標示為鹹味。也就是說，食物「味」的標示，反映的是食物所具有的功效。

根據食物功效的不同，一般將食物分為酸、苦、甘、辛、鹹「五味」。

1. 酸味食物

一般具有收斂、固澀、止瀉作用的食物，大多屬於酸味性質的。常見的酸味食物有赤小豆，蔬菜中的馬齒莧、番茄、荸薺等，水果中的檸檬、山楂、橘子、柑、柚子、柳丁、木瓜等，以及醋、烏梅等。

酸味食物比較適宜於情緒急躁、久咳、多汗、久泄、久痢、尿頻

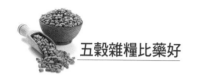

以及遺精等患者食用。另外，酸還有生津止渴、助消化的作用，如楊梅、醋等就具有生津止渴、助消化的作用。

2. 甘味食物

大凡具有補益氣血、調和脾胃、緩和疼痛、滋潤營養等作用的食物，大多是屬於甘味性質的。例如，蝦、雞等具有滋補強壯作用，能治療各種虛證；山藥、大棗能補氣健脾；甘草、飴糖能緩和疼痛、調和藥性，所以它們都是甘味的。常見的甘味食物，例如，穀薯類中的大米、玉米、小米、大麥、小麥、白薯等，豆類中的綠豆、黑豆、赤小豆、黃豆等，蔬菜中的白菜、菠菜、芹菜、番茄、蓮藕、茄子、黃瓜、南瓜、冬瓜、胡蘿蔔等，水果中的蘋果、梨、葡萄、西瓜、桃、荔枝、芒果、香蕉、大棗等，肉類中的豬肉、豬心、豬肝、豬肚、牛肉、羊肉、雞肉、鵝肉等，水產品中的鯧魚、青魚、鱸魚、黃魚、鯉魚、鯽魚等，以及木耳、蘑菇、銀耳、白砂糖、蜂蜜、牛奶、豆腐等，這些食物都是甘味食物。

甘味食物具有補益強壯的作用，氣虛、血虛、陰虛、陽虛等的人較適合食用。

3. 苦味食物

具有清熱、燥濕、健胃、止咳平喘等作用的食物，大多是屬於苦味性質的。常見的苦味食物有苦瓜、苦菜、捲心菜、香椿、杏仁、白果、桃仁、海藻、淡豆豉、荷葉、茶葉、豬肝等。

苦味食物較適宜於熱病煩渴、中暑、目赤、瘡瘍浮腫等患者食用。例如，苦瓜能清熱、健胃；萵苣能清熱利尿、通乳等。

五穀雜糧的五味

五味	功效	代表食物	對應器官
酸	酸味食物可刺激唾液分泌，生津、養陰、收斂、固澀，有益於心臟和肌肉，但過食易引起消化不良和牙齒、骨骼的損傷	酸棗	肝
甘	甘味食物能補、能緩、能和，具有滋養補虛、緩和痙攣、止痛鎮痛的功效，內臟下垂、肌肉下垂者尤適宜食用甘味食物	糯米	脾
苦	苦味食物可清火去熱、醒腦提神、除煩靜心、止痛鎮痛，四季皆可食用，尤其可作為夏季的消暑祛濕佳品	杏仁	心
鹹	鹹味食物的主要特徵是軟和補，具有軟堅散結、潤腸通便、消腫解毒、補腎強身的功效，但過食易導致高血壓、高血脂等症	黑豆	腎
辛	辛味食物具有促進新陳代謝、加快血液循環、增強消化液分泌的作用，可發散、行氣、活血，但過食易導致津液損傷、上火	開心果	肺

4. 鹹味食物

　　具有軟堅散結、瀉下等作用的食物，大多是屬於鹹味性質的。常見的鹹味食物有小米、大麥、豬肉、豬腎、豬血、豬心、豬蹄、海蟹、海參、鯉魚、莧菜、海帶、紫菜、食鹽等。

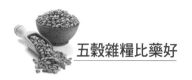

鹹味食物較適宜於痰熱咳嗽、小兒積滯、大便燥結及體內結節、腫塊等患者食用。例如，海帶能消痰軟堅，海蛤能清肺化痰、軟化堅硬、消散結塊。

5. 辛味食物

具有發汗解表、行氣、活血、化濕、開胃等作用的食物，大多是屬於辛味性質的。例如，生薑能發汗，韭菜能暖胃、增進食欲，胡椒能開胃，所以它們都是辛味的。此外，日常生活中常見的辛辣、芳香類食物，如辣椒、蔥、洋蔥、蒜、芥子、芥菜、香菜、白蘿蔔等，也都是辛味的。

一般來說，感受風寒或風熱的人，可適當選擇辛味食物以利於逸散外邪；因寒凝氣滯引起胃痛、腹痛、痛經者，可選擇辛味食物以利於行氣散寒止痛；風寒濕患者也應選擇辛味食物，以辛散風寒、溫通血脈。

綜上所述，每種食物都有其特定的性味，不同的性味對身體的作用和功效不同。所以，什麼情況下該吃什麼食物是有講究的，只有掌握了食物的四性和五味，才能做到「想吃就吃」、「越吃越健康」。

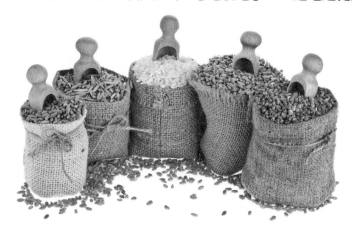

食物的「五色」

　　每種食物有不同顏色的外衣，顏色不同，食物的養生功效也大不同。根據中醫五色理論，五色與五臟相對應：五色主要指青、赤、黃、白、黑五種顏色，其中青色食物主養肝，赤色即紅色食物主養心，黃色食物主健脾，白色食物主養肺，而黑色食物則主強腎。

1. 青色（綠色）食物：五行屬木

　　五穀雜糧中的代表食物有：綠豆、青豆、扁豆等。

　　綠色食物多見於蔬菜，例如，各種綠葉菜、苜蓿、綠花椰、青椒、青豆、絲瓜等。水果類，例如，綠色的奇異果、芭樂、橄欖、青蘋果、青梅、綠葡萄等。此外，眾多草本植物更是自然呈現盎然綠色，如綠茶、薄荷、蘆薈等。

　　綠色食物蘊含了大量人體必需的礦物質及膳食纖維，並有利於肝臟健康的葉綠素和多種維生素。另外，還能保持體內的酸鹼平衡，在壓力中強化體質。常吃綠色食品還可舒緩精神壓力，並能預防偏頭痛等疾病。除此之外，綠色食物還為人體提供多種健康保護。

　　1.含有大量的葉綠素，可有效清體排毒，改善血液品質和減少身體異味。

　　2.含大量纖維素，能清理腸胃，防止便秘，減少直腸癌的發病率。

　　3.含有豐富的葉酸，可有效消除血液中過多的同型半胱氨酸，從而保護心臟健康。

　　4.富含鈣質，某些綠色食物含鈣量比牛奶多，常食能強健骨骼。

　　5.含有大量的植物營養素，具有強大的抗氧化功能。如豐富的葉黃素和玉米黃質，能保護眼睛免受紫外線損害，而存在於十字花科蔬菜

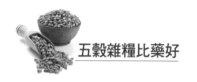

（綠花椰、捲心菜等）中的異硫氰酸酯，可刺激肝臟加快對體內致癌物的降解。

2. 紅色食物：五行屬火

五穀雜糧中的紅色代表食物有：紅豆、大棗、紅腰豆等。

在天然食物中，紅色食物主要是豆類、水果、蔬菜等植物性食物和一些動物性食物。植物性紅色食物主要是豆類、水果、乾果、蔬菜，有紅豆、紅棗、番茄、胡蘿蔔、西瓜等。植物性紅色食物富含維生素A、B族維生素、維生素C、維生素D和胡蘿蔔素，鐵、鋅、銅等微量元素及果膠等。例如，紅棗所含維生素C極豐富；紅蘿蔔所含營養素全面又豐富，含蛋白質、碳水化合物、維生素和微量元素都較多，尤其含胡蘿蔔素為蔬果中之冠。

動物性紅色食物主要是豬、牛、羊、雞、鴨、鵝肉等各種肉類、禽類和魚類，以及豬、牛、羊、雞、鴨、鵝血等。紅色動物性食物含有豐富的蛋白質、脂肪和維生素A、維生素D、B族維生素等，及人體必需的鐵、銅、鋅等微量元素，海產品和魚類還含有豐富的碘。動物性紅色食物富含的蛋白質屬優質蛋白質，在人類蛋白質來源中為不可取代的一類，但所含脂肪則多為飽和脂肪酸，多食對心血管有不利的一面；而動物性紅色食物中的禽類和魚類所含脂肪則是不飽和脂肪酸，尤其魚類含長鏈較多的不飽和脂肪酸，多食對神經系統和心血管系統有重要的保護作用。

紅色食物一般具有溫滋補身、補血功能，並能給人以醒目、興奮的感覺，能刺激神經系統，提高食欲。

3. 黃色食物：五行屬土

五穀雜糧中的黃色代表食物有：南瓜、玉米、黃豆、甘薯等。

黃色食物富含維生素C，而維生素C是最好的抗氧化劑，具有延緩皮膚衰老的功能，黃色食物如玉米和香蕉等是很好的垃圾清理劑，因為玉米和香蕉有強化消化系統與肝臟的功能，同時還能清除血液中的毒素。

除了維生素C之外，黃色食物還富含維生素A和維生素D。維生素A能保護胃腸黏膜，預防胃炎、胃潰瘍等疾病發生。維生素D有促進鈣、磷兩種礦物元素吸收的作用，進而收到強筋壯骨之效，對兒童佝僂病、青少年近視、中老年骨質疏鬆症等常見病有防治作用。

有研究稱，多食黃色食物還可促進女性荷爾蒙分泌。人體會分泌75種以上的激素，它們在人體中扮演著各自的角色，體內荷爾蒙濃度高的女性比荷爾蒙濃度低的同齡女性看起來年輕很多。研究發現，平時的一日三餐中，經常吃一些黃色食物，可增強脾胃功能，改變寒性體質，增強代謝功能，保持女性荷爾蒙的分泌能力。

黃色食物主要包括黃豆、花生和核桃等乾果類，代表食物有鳳梨、竹筍、玉米、香蕉、南瓜、藕、檸檬、金針、橘子、柳丁、木瓜、枇杷、白果等。

黃色食物對人的食欲有促進效應，使人感覺味濃而爽口。另外，黃色食物能幫助培養開朗的心情，同時讓人集中精神。

4. 白色食物：五行屬金

五穀雜糧中的白色食物代表有：山藥、杏仁、百合、薏米等。

在天然食物中，白色食物主要是指穀類食物，還包括菱角、蓮藕等澱粉類食物，及冬瓜、竹筍、花菜、萵筍、豆腐、牛奶等。

粳米、麵粉等白色食物，主要成分是澱粉，在體內可分解為葡萄

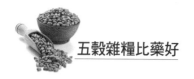

糖,是人體的結構成分和能量的主要來源。糙米和粗麵粉中,其B族維生素含量與紅色食物相當。此外,白色食物給人一種質潔、鮮嫩的感覺,常食對調節視覺與安定情緒有一定作用,對於高血壓、心臟病患者益處也頗多。通常來說,白色食物如豆腐、牛奶等是鈣質豐富的食物,所以,營養學家建議,平時經常吃一些白色食物能讓我們的骨骼更健康。

也有人認為,白色食物能幫助減肥。這是因為橙色、橘色、紅色、金黃色等亮麗色彩的食物可刺激人的食欲,如果你的餐桌上有這類顏色的食物,你就會不知不覺地多吃幾口,這樣很容易為肥胖埋下隱患。而乳白色、白色的食物,如豆腐、茭白等對食欲有一定的抑制作用。除此之外,白色食物大多為低熱量食品,甚至是超低熱量食品,且食物纖維含量豐富,能幫助腸道排泄廢物,對減肥大有幫助。

白色食物還能防燥降火。中醫認為,解除燥熱多用潤法,而根據五行五色的原理,不妨多吃些白色食物。做菜時,可選擇白蘿蔔、白菜、冬瓜、百合、銀耳、蓮藕、蓮子等。其中,白菜、蘿蔔這兩種大眾化蔬菜功效最好,可謂是最經濟實惠的滋補品了。白蘿蔔含有多種維生素和礦物質,其中維生素C的含量比梨和蘋果高出8～10倍;而白菜中含有豐富的維生素C、維生素E,可預防因燥熱導致的皮膚乾燥,其中的纖維素還可促使腸蠕動,預防便秘。梨則是水果類的「補水之王」,不但能增加水分的攝入,還有利於補充維生素,但要注意的是,胃腸寒涼的人應少吃一些白色食物。

5. 黑色食物:五行屬水

五穀雜糧中的黑色食物代表有:黑豆、黑芝麻、黑棗、黑米、桂圓等。

黑色食物是指含有天然黑色素的動植物食品，無論是動物還是植物，由於含有天然黑色素，其色澤均呈烏黑或深褐色，如黑米、黑芝麻、黑木耳、香菇及烏雞等。

現代營養學認為，黑色食物的營養與保健功效是十分明顯的。據測定，黑米中含有人體需要的18種氨基酸，還含有含量很高的鐵、鈣、錳、鋅等微量元素與天然色素，經常食用可顯著提高人體血色素和血紅蛋白含量，對心血管系統起保健作用，且有利於兒童發育、健腦，還有利於產後體質衰弱者的康復。

黑色食品的保健功效除與其所含的三大營養素、維生素、微量元素有關外，其所含黑色素類物質也發揮了特殊的積極作用，如黑色素具有清除體內自由基、抗氧化、抗衰老、降血脂、抗腫瘤、美容等作用。營養學家認為，黑色食品不僅給人們質樸、味濃、壯實的食欲感，且經臨床實驗證明，經常食用這些食物可調節人體生理功能，刺激內分泌系統，促進唾液分泌，有促進胃腸消化與增強造血功能，提高血紅蛋白含量，並有滋膚美容、烏髮作用，對延緩衰老也有一定的功效。

根據體質吃五穀雜糧

所謂「體質」，指的就是身體素質，是指人體秉承先天（指父母）遺傳，同時受後天多種因素影響所形成的與自然、社會環境相適應的功能、形態上相對穩定的固有特性。它反映人體內陰陽運動形式的特殊性，這種特殊性由臟腑盛衰決定，並以氣血為基礎。

中醫一貫重視對體質的研究，最早的記載是兩千多年前成書的《黃帝內經》，後來，張仲景、王叔和、孫思邈等醫學大家都對體質

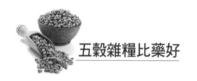

學說進行了深入探討，並應用在臨床實踐中，強調營養補充必須要根據人的體質不同而有所區別。

2009年4月9日，《中醫體質分類與判定》標準正式發佈。該標準是第一部指導和規範中醫體質研究以及應用的文件，書中將華人的體質分為九個類型。體質影響著我們的健康，要想有一個好身體，就應該瞭解它們，而當我們瞭解了各種體質的特徵後，就可以進行飲食調理，從而來指導人們科學飲食。

1. 陰虛體質

陰虛體質的人大多體形偏瘦，體內陰液虧少，經常會感到口燥咽乾、手足心熱。擁有這種體質的人大多性情急躁，外向好動，性格活潑。陰虛體質的人耐寒不耐熱，平時喜愛喝冷飲，容易出現失眠、精神不振等症狀。

在陰虛者的體內，就如同有一個小火爐一樣，隨時都在蒸發著體內的陰液，所以陰虛體質者平時應該多吃甘涼滋潤的食物，這樣可以滋補肝腎，如糯米、綠豆、瘦豬肉、豬蹄、鴨肉、鵝肉、鱉、海參、海蜇、雞蛋、豆腐、金針菇、枸杞、蓮藕、冬瓜、苦瓜、絲瓜、黃瓜、西瓜、石榴、葡萄、荸薺、梨、蘋果、甘蔗、燕窩、百合、銀耳、黑芝麻、蜂蜜等都是很不錯的滋陰食品。

對於那些會損耗陰液的烤炸、辛辣或性溫燥烈的食物，如羊肉、鍋巴、炒花生、炒黃豆、炒瓜子、爆米花、荔枝、桂圓肉、佛手柑、楊梅、大蒜、韭菜、芥菜、辣椒、薤白、生薑、砂仁、肉桂、草豆蔻、花椒、白豆蔻、大茴香、小茴香、丁香、薄荷、白酒、香煙、紅參、肉蓯蓉、鎖陽等要忌食或少食；高熱量的巧克力等食物也儘量不要食用，同時還要戒掉煙酒。

適當服用一些中藥藥膳對於陰虛體質者也是十分有益的，比如銀耳、燕窩、冬蟲夏草、阿膠、麥冬、玉竹可使皮膚光潔，減少色斑。到了秋天，空氣很乾燥，用沙參、麥冬、玉竹、雪梨煲瘦豬肉，對陰虛者是上等的療養食物。

推薦五穀雜糧：糯米、綠豆、百合、荸薺等。

2. 陽虛體質

陽虛體質的人一般不會擁有結實的肌肉，他們往往畏寒怕冷、手足發涼。這種體質的人大多性格沉靜、內向。他們往往喜歡比較熱的飲食，平時容易精神不振，身體容易出現腫脹、泄瀉、風寒感冒等病症。

陽虛體質的人平時應多食用溫熱性的食物，有利於為身體補充陽氣。溫熱性的食物包括：荔枝、榴槤、櫻桃、桂圓肉、板栗、大棗、核桃、腰果、松子等果品；生薑、韭菜、辣椒、南瓜、胡蘿蔔、山藥、黃豆芽等蔬菜；羊肉、牛肉、雞肉、蝦、黃鱔、海參、鮑魚等肉食；還有麥芽糖、紅茶、花椒、薑、茴香、桂皮等調味品。

陽虛體質者受寒性食品的影響較大。在飲品方面，各類冰飲和新鮮椰子汁都屬於生冷飲品；水果和蔬菜方面，則包括柑橘、柚子、香蕉、西瓜、甜瓜、火龍果、馬蹄、梨、柿子、枇杷、甘蔗、苦瓜、黃瓜、絲瓜、芹菜、竹筍；其他像綠豆、綠茶、海帶、紫菜、田螺和螃蟹等也都屬於生冷食品，少吃這些食品有利於保住體內的陽氣。如果非吃不可的話則要注意，一是量少；二是配溫熱食物；三是蔬菜儘量不要涼拌生吃，最好在開水中燙一下或是燉、蒸、煮後再吃。

推薦五穀雜糧：板栗、大棗、核桃、腰果、松子等。

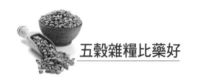

3.氣虛體質

氣虛體質的人性格較為內向，平時不喜歡冒險，這種人說話語音低弱，氣短懶言，很容易感到疲乏，也很容易出現精神不振、容易出汗等生理特徵，這種人耐受風、寒、暑、濕的能力較強，平時容易患感冒、內臟下垂等病，且病後康復緩慢。

氣虛體質在飲食方面要注意忌冷抑熱，平時最好多吃一些甘溫補氣的食物，如粳米、糯米、小米等穀物都有養胃氣的功效。山藥、蓮子、黃豆、薏米、胡蘿蔔、香菇、雞肉、牛肉等食物也有補氣、健脾胃的功效。人參、黨參、黃芪、白扁豆等中藥也有補氣的功效，用這些中藥和具有補氣的食物做成藥膳，常吃可使身體正氣生長。

中年女性是較為常見出現氣虛症狀的人群，平時可常吃大棗、南瓜，多喝一些山藥粥、魚湯等補氣的食物，注意攝入各種優質蛋白，對補氣都大有好處。氣虛往往和血虛同時出現，因此在注重補血的時候，更要注意補氣，以達到氣血平衡。

除此之外，氣虛者還要注意，山楂、大蒜、蘿蔔纓、芫荽、蕪菁、胡椒、紫蘇葉、薄荷、荷葉等耗氣食物是不適合食用的，過量的話，體質會變得越來越糟糕。

推薦五穀雜糧：大棗、山藥、蓮子、黃豆、薏米、南瓜、白扁豆等。

4. 痰濕體質

痰濕體質的人體形肥胖，腹部肥滿鬆軟。這種人的性格比較溫和、穩重，大多數痰濕體質的人都比較善於忍耐，他們經常會出現面部皮膚油脂較多、多汗、胸悶、痰多、口黏膩或甜等症狀，同時痰濕體質的人還很喜歡進食肥甘甜黏的食物。他們對於梅雨季節以及濕重

環境的適應能力較差。

對於痰濕體質的人來說，正是太多的大魚大肉、精米白麵造成了體內的痰濕，要想改變體質，必須要逆向而行，適量吃些粗糧。

玉米、小米、紅米、紫米、高粱、大麥、燕麥、蕎麥等都屬於粗糧。除了這些穀物，還有很多豆類，比如黃豆、綠豆、紅豆、黑豆、芸豆、蠶豆等；另外，像紅薯、馬鈴薯、山藥，也屬於粗糧。有些蔬菜如芹菜、韭菜，也都富含膳食纖維。

除此之外，痰濕體質者進食時要遵循的養生原則是：入口的食物一定要清淡，不要吃太飽，吃飯不要太快；不適合吃太多的水果；適合多吃一些偏溫燥的食物，如荸薺、紫菜、海蜇、枇杷、白果、大棗、扁豆、紅小豆、蠶豆，還可多吃點薑；痰濕體質的人應該少吃酸性、寒涼、膩滯和生澀的食物，尤其是酸的，如烏梅、山楂等更要少吃。

推薦五穀雜糧：玉米、小米、燕麥、黃豆、綠豆、紅薯、馬鈴薯等。

5. 血瘀體質

無論是胖人還是瘦人，均有可能是血瘀體質。這種類型的人由於血行不暢，會出現膚色晦暗、舌質紫暗等特徵，平時容易出現煩躁、健忘的症狀。這種人不耐受寒邪，容易出現腫塊或是出血症。

血瘀體質的人，以補肝養血、活血化瘀為主要原則，可多食具有活血、散結、行氣、疏肝功效的食物；少食寒涼、收澀、油膩之物。日常飲食中最需要注意少飲酒，因為酒雖有活血作用，但是傷肝。活血短暫，傷肝永久，要論取捨，少喝為佳。

具有活血化瘀功效的食物有很多，果品類中最具有代表性的是山楂和金橘。山楂可用於血瘀體質的調養；金橘無活血作用，但是能疏

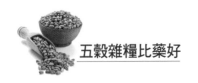

肝理氣，對於血瘀體質也具有一定的調理作用。

　　蔬菜中性溫活血的有韭菜、洋蔥、大蒜、桂皮、生薑等，適合血瘀體質者在冬季食用。但吃後如果出現眼屎增多、眼睛模糊，就說明吃得太多，或不合時宜了。性涼活血的有生藕、黑木耳、竹筍、紫皮茄子、蒟蒻等，適合血瘀體質者在夏天食用。但是，由於血脈畢竟有喜溫惡寒的特點，因此不宜大量吃，或者需要配溫性食物一起吃。

　　推薦五穀雜糧：黑豆、黃豆、大棗、糯米、開心果等。

6. 濕熱體質

　　濕熱體質的人大多形體中等或者偏瘦。這種人由於濕熱內蘊，會出現面垢油光、口苦等濕熱表現。平時容易心煩急躁，很難適應夏末秋初的濕熱氣候。

　　濕熱體質者都會出現消化道的症狀，如食欲不大，經常想嘔吐，及腹脹等症狀。這是因為濕熱之邪最容易侵犯的臟腑就是脾胃和肝膽，而脾胃和肝膽與消化、飲食都有著重要的關係。所以濕熱體質者更要注意調整飲食結構，飲食和濕熱之間相互影響，如果本身就是濕熱體質，再加上飲食結構不合理的話，便會加重濕熱的各種症狀，甚至還會引發不可救治的疾病。

　　濕熱體質者最忌諱煙酒和甜食，燥濕散熱助排毒。濕熱的飲食應定時定量，少食多餐，不宜過飽。少食多餐可刺激膽汁分泌。在飲食結構上，應保持低脂、低膽固醇、高碳水化合物。

　　在主食上，濕熱體質要多吃五穀，如小麥、蕎麥、粳米、麥芽、豌豆、大豆及其製品等。

　　多食蔬菜，比較適合的蔬菜有蘿蔔、佛手瓜、薤白、甘藍、大頭菜、韭菜、茴香、大蒜、紫蘇、松蘑、香菇等。其中蘿蔔既有利膽作

用，又能促進脂肪的消化與吸收，是濕熱體質者的最佳選擇。

補充水果或果汁，這樣既利於稀釋膽汁，又可彌補炎症所造成的津液和維生素損失。比較適合濕熱體質的水果包括柑橘、奇異果、柚子、荔枝、檸檬、山楂等。

濕熱體質者在飲食過程中要注意忌食辛辣、咖啡、濃茶等刺激品，少食肥甘厚味的食物。嚴格控制油炸食品、動物內臟、蛋黃的攝入量。

推薦五穀雜糧：紅豆、蠶豆、扁豆、花生、茯苓、大棗、山藥、薏米等。

7. 氣鬱體質

氣鬱體質的人大多形體瘦弱、神情憂鬱、情感脆弱，這種人的性格往往內向不穩定、敏感多慮，對精神刺激和陰雨天氣的適應能力均較差，容易患上臟躁、梅核氣、百合病及憂鬱症等病症。

由於人的情緒與肝的功能息息相關，所以氣鬱體質者在補充營養時，一定要注意多進食一些能夠補充肝血的食物。

氣鬱體質者可多吃一些具有行氣效果的食物，如佛手、柳丁、柑皮、香櫞、蕎麥、韭菜、大蒜、高粱、豌豆等，及一些活氣的食物，如桃仁、油菜、黑大豆等，醋也可多吃一些。忌食辛辣、咖啡、濃茶等刺激品，少食肥甘厚味的食物。

另外，氣鬱體質的人是最怕不吃早餐的，不吃早餐會影響肝膽功能。肝膽主氣機舒暢，氣順不順、消化好不好、大便通不通、情緒暢不暢，都和肝膽的功能狀態有關。如果總是膽汁該排泄的時候不能排泄，就會嚴重影響肝膽疏泄條達。所以氣鬱體質者首先要做到的，便是要保證按時進食早餐。

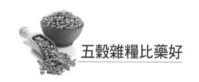

五穀雜糧比藥好

推薦五穀雜糧：大麥、蕎麥、高粱、百合、山藥、開心果等。

8. 特稟體質

特稟體質者先天失常，以生理缺陷、過敏反應等為主要特徵。

生活中，我們總能遇到這樣一類人：有些是很容易對氣味、花粉、季節、藥物、食物過敏，即使不感冒也經常鼻塞、打噴嚏、流鼻涕，很容易患哮喘；有些是皮膚容易起蕁麻疹，常因過敏出現紫紅色的瘀斑、瘀點，皮膚常一抓就紅，並出現抓痕。

其實，上述這類人群就是我們常說的特稟體質人群，他們屬於因先天稟賦不足和稟賦遺傳等因素造成的一種特殊體質，包括先天性、遺傳性的生理缺陷與疾病、過敏反應等。

特稟體質者在呼吸系統及皮膚上反映出來的症狀，源頭往往是在肺臟。也就是說，這種體質養生需要從肺上下功夫。《黃帝內經》指出：形體受寒，又飲冷水，兩寒相迫，就會使肺臟受傷，進而發生喘、咳嗽等病變。所以，特稟體質者一定要離「寒」遠一點，不僅在身體防寒保暖方面，在飲食方面更需要注意，儘量不要吃寒性食物。

常見的寒性食物主要有奇異果、苦瓜、番茄、荸薺、菱肉、百合、藕、竹筍、魚腥草、馬齒莧、蕨菜、薺菜、香椿、鯉魚、河蟹、海帶、紫菜、田螺、河蚌、蛤蜊、桑葚、甘蔗、梨、西瓜、柿子、香蕉等。

此外，過敏體質者想改善體質還可多吃雞和鴨等溫補類食物，水果、乾果方面像桂圓、荔枝等，都有一定的滋補功效。

推薦五穀雜糧：荔枝乾、桂圓乾、板栗、核桃、腰果、大棗等。

9. 平和體質

平和體質的人，通俗地說就是非常健康的人。他們不易生病，生活規律，情緒穩定，對於環境和氣候的變化適應能力也比較強，即使生病了，也很容易治癒。對於這類人，「養生之道，莫先於食」。

對於平和體質者來說，本身就已經平和了，就不必再用什麼「補藥」對身體進行補益，只要通過正常的膳食進行營養補充就可以了。古代醫學家和養生學家都強調，飲食合理搭配，主食做到粗細混食，粗糧細做，乾稀搭配；副食最好葷素搭配，忌偏食或飲食單調。同時，飲食宜清淡，不宜過鹹。應順應四時變化，保持自身與自然界的整體陰陽平衡。也可酌量選食具有緩補陰陽作用的食物，以增強體質。

推薦五穀雜糧：各類皆宜，順應季節食用即可。

根據年齡吃五穀雜糧

中醫學認為，根據每個人的年齡不同，所遵循的飲食原則也各不一樣，應有針對性地選擇相應的食物，只有這樣才能滿足身體健康成長的需求。

1. 60歲以上的老人

60歲以上的老人處於體力、智力和精力的疲憊期，是人體各器官功能逐漸衰弱的時期，容易患癌症、心臟病和中風。這時的飲食要以量少、質優、營養且易吸收為主，同時不能過於精細，否則容易出現老年性便秘，而燕麥等粗糧富含的纖維素會與體內的重金屬和食物中的有害代謝物結合，使其排出體外；此外，還要注意食用一些具有抗

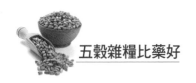

氧化功能的食物，如葵花子、核桃等，以起到軟化血管、預防阿茲海默症的作用。還有，老年人容易發生鈣代謝的負平衡，甚至出現骨骼脫鈣、骨質疏鬆及骨折等現象。因此，老年人膳食中增加含高鈣的食品（如豆類），是很有必要的。

推薦五穀雜糧：玉米、山藥、紅薯、大豆、核桃、松子。

2. 45～60歲的中年人

中年人處於體力、智力和精力的穩定期，各種機能呈穩定至逐漸下滑的狀態，這一時期要留心血壓、血脂的狀態，應多食用粗糧調理和補充營養。

中年人除了注意飲食低鹽清淡外，還可多食用豆類和乾果類食物，因其含有豐富的鉀元素，可以幫助調節血壓。如婦女到了絕經期，可多食豆類產品，大豆含有的植物性雌激素——異黃酮素，可幫助減輕更年期症狀，延緩衰老，還能把骨損耗減輕到最低程度。

推薦五穀雜糧：大豆、糙米、豌豆、芋頭、松子。

3. 18～45歲的青年人

青年人正值體力、智力和精力的充沛期，同時也承擔著工作、家庭、社會各方面的負擔與壓力。一般青年人的飲食主要以穀物為主，同時注意粗細搭配，補充各方面的營養，以及儘量避免食用高能量、高脂肪、低碳水化合物的食物等。尤其年過35歲之後，新陳代謝率開始放慢，應少食高甜度的食物，多食粗雜糧、各種乾果、大豆、新鮮水果等。

但同時要注意，久食、多食粗糧會影響人體機能對蛋白質、無機鹽和某些微量元素的吸收，甚至影響到生殖能力。如長期過多進食高

纖維食物，會使人的蛋白質補充受阻，脂肪攝入量大減，微量元素缺乏，以至造成骨骼、心臟、血液等臟器功能的損害，降低人體的免疫能力。所以這個年齡段的人，每週吃粗糧天數不要超過三天，或者可以喝一些粗糧製作的飲料替代。

推薦五穀雜糧：大米、小麥、各種豆類、腰果、大棗、桂圓。

4. 11～17歲的少年

少年期是人體各方面，如體力、智力、精力快速成長的時期，需要豐富的營養，尤其是大量的蛋白質補充。大豆蛋白中含有人體必需的氨基酸和營養素，將大豆與米麵混吃，可有很好的營養互補作用。此外，每天吃20克左右的堅果，對生長發育很有好處。

推薦五穀雜糧：各種豆類、核桃、黑芝麻、瓜子、高粱。

5. 3～10歲的兒童

兒童處於快速生長發育階段，大腦的發育日趨完善，而消化功能還沒有完全成熟，加之兒童隨年齡增長，活動量增大了，活動內容豐富了，所以，營養素的需求也就增多了，其中以蛋白質和維生素的需求量最大。

只有提供足夠的蛋白質才能滿足兒童成長的需要，而穀類、豆類、動物性食物是蛋白質的主要來源。比起精白米麵，雜糧的營養價值不容忽視，能增進食欲，促進消化，維護兒童神經系統的正常發育，但要注意的是，兒童主食應以精白米麵為主，雜糧為輔。另外，如果孩子不是很喜歡吃粗糧，那麼可以選擇粗細搭配的食物，比如表面撒了一層麥麩的麵包。

推薦五穀雜糧：小米、黑米、玉米、大豆、大棗。

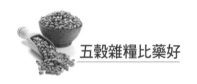

五穀雜糧的吃法

作為膳食金字塔的根基，五穀雜糧是最好的基礎食物，也是最直接、最便宜的能量來源。營養學家證明，一個成年人每天只要攝入250～400克穀物，就能有效預防一些慢性病產生。

對於如何把各種各樣五穀雜糧中的營養效用發揮得淋漓盡致，俗話說，「適合的才是最好的」，其實它們都有各自的最佳製作方式。

1. 糙米適合做粥

糙米的胚芽中含有豐富的維生素和纖維素，上班族常吃糙米，能有降低脂肪和膽固醇的作用。糙米中鋅的含量也比較多，而鋅能改善皮膚粗糙，使皮膚更加細緻潤滑。

糙米很容易購得，好的糙米看起來是黃褐色或者淺褐色的，湊近能聞到它散發的淡淡香味。顧名思義，糙米就是粗糙的米，用糙米煮粥之前，最好先把糙米用清水浸泡半個小時左右，等它軟化，然後用和正常的米粥同樣的方法煮就可以了。

普通人食用糙米粥能幫助消化系統運動和促進營養吸收，還能刺激胃液的分泌。但糖尿病患者直接喝糙米粥可能會引起血糖突然增高，所以要禁食。

2. 高粱適合做點心

無論是做粥還是做飯，直接用高粱米都顯得粗糙，但把高粱磨成麵粉做成點心就變得細膩了。最適合高粱米的做法是高粱粑點心，把高粱米磨成的粉加入雞蛋、白糖和水，攪拌到黏稠，再揉成麵團，把高粱麵團按在砧板上，按平入鍋，蒸熟，撒上芝麻，下油鍋稍微炸一

下就可以食用了。

對於一些胃腸功能不好的老人和小孩來說，食用高粱粑可能不好消化，可以製作高粱羹。在平時煮的粥中撒上一點點高粱，可以讓粥增加一些豐潤的口感。

3. 薏米煲湯最滋補

薏米像米更像果仁，有些地方叫它薏米。飽滿的薏米清新黏糯，在中醫學中，薏米能夠清熱、潤肺、強筋、健骨、健脾胃、祛水腫、祛風濕。

對女性朋友來說，薏米是非常好的滋補品，大量的維生素B_1能讓女性的皮膚光滑美白，還能有抗子宮癌的作用。

薏米性微寒，所以儘量不要單獨煮粥吃，應該與溫補的食物一起煲湯。把薏米和排骨、雞肉一起燉煮，能有滋補的效果。薏米不容易消化，所以儘量不要多吃，尤其是老人、兒童以及胃寒、胃炎的人。

4. 蕎麥適合做麵條

蕎麥麵是一種灰黑的麵粉，雖然它的外表不優，營養價值卻很高。蕎麥麵有著各種各樣的食用方法，不過人們最為習慣的還是用它做麵條。

蕎麥的蛋白質比大米和麵粉都高，但是在做蕎麥麵條時，也有一些值得注意的地方。蕎麥麵性涼，容易傷胃，適合與肉末和黃瓜一起涼拌食用，這樣更容易消化。黃瓜能讓蕎麥麵清爽不膩，肉末最好採用羊肉末，羊肉溫暖養胃，和蕎麥是很好的搭配。

蕎麥麵條雖然好吃，但不適合早餐和晚餐，容易讓胃部受損，或者不容易消化，每次不應食用過多，適量最好。

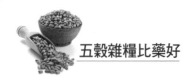
5. 糯米最適合做醪糟

糯米可用來煮粥，也可用來做湯圓，但是最健康的做法還是把它做成醪糟酒釀。糯米有助消化、安神的功效，這些效果在糯米做成醪糟酒釀以後更加突出，而且方便食用。

用糯米、薏米、蓮子粗粉、山藥粗粉、芡實米、茯苓粗粉、酒釀麴適量混合在一起，將拌勻的材料放入搪瓷盆中，加水適量，在蒸籠中蒸1小時，拿出放冷，拌入酒釀麴，把盆放在約25℃的環境中36～48小時，材料即發酵成為酒釀。如果愛吃甜的可以加一些冰糖，醪糟酒釀可在中午和晚上服用，不但幫助消化，還能鎮靜安神，也會讓胃覺得很舒服。

薏米健脾利濕，蓮子和山藥補脾益腎，茯苓補氣，各種材料相配，補虛強身。

6.燕麥八寶飯好瘦身

燕麥通常被人們用來泡在牛奶中食用，其實偶爾用燕麥做一做八寶飯，更能有美容養顏、延緩衰老的作用。

燕麥中含有多種酶，不但能抑制老年斑的形成，且能延緩人體細胞的衰老，是心腦血管疾病患者的最佳保健食品。燕麥豐富的可溶性纖維可促使膽酸排出體外，降低血液中膽固醇含量，減少高脂肪食物的攝取，也因可溶性纖維會吸收大量水分，飽腹感很強，經常食用對減肥瘦身效果特別好。

八寶飯有充足的膳食纖維和碳水化合物，適合人們當做主食食用。燕麥八寶飯是把燕麥、黑糯米、長糯米、糙米、白米、大豆、黃豆、蓮子、薏米、紅豆等加水浸泡1小時，煮熟即可。

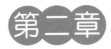

第二章

穀類：
粥飯當家，五穀為主

主食，尤其是稻穀類主食永遠是餐桌上的營養將帥，然而所謂稻穀也不僅僅有水稻、小麥這麼單一。稻穀類家族龐大，除水稻、小麥外還有蕎麥、燕麥、黑米、高粱等，且每一種所含營養物各有特點，有很強的互補作用。因此越是能將主食吃出花樣，越有可能吸收到更為豐富的營養。

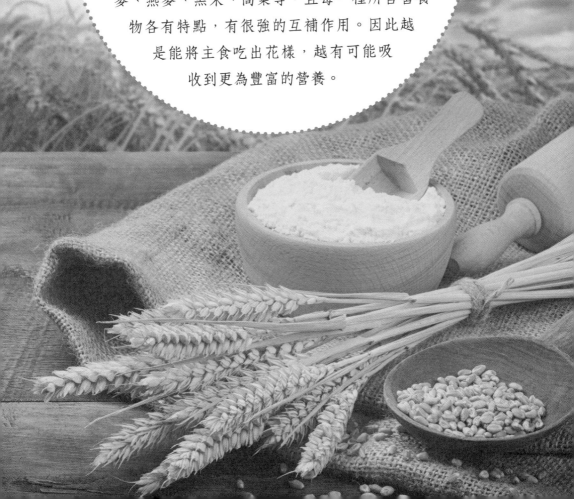

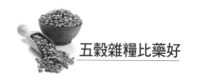

小麥

　　小麥是小麥屬植物的統稱，它是一種在世界各地廣泛種植的禾本科植物，在糧食作物中的總產量居世界第二，僅次於玉米。

　　小麥磨成麵粉後可製作麵包、饅頭、餅乾、蛋糕、麵條、油條、油餅、燒餅、煎餅、水餃、煎餃、包子、餛飩、蛋捲、速食麵、年糕、意式麵食等食品；發酵後可製成啤酒、伏特加。

營養價值

　　小麥富含蛋白質、脂肪和糖類，其所含鉀、鈣、鎂、鐵、錳等礦物質都比大米高，硒的含量比大米高15倍，還含有B族維生素（如維生素B_1、維生素B_2、維生素B_6）等。它所含碳水化合物約占75%，蛋白質約占10%，是補充熱量和植物蛋白的重要來源。此外，小麥胚芽裡所含的食物纖維和維生素E也非常豐富。

保健功效

　　小麥不僅是供人營養的食物，也是供人治病的藥物。《本草再新》把小麥的功能歸納為四種：養心，益腎，活血，健脾。《醫林纂要》又概括了小麥的四大用途：除煩，止血，利尿，潤燥。對於更年期婦女，食用未精製的麵粉還能緩解更年期綜合症。

　　現代醫學發現，進食全麥可降低血液循環中的雌激素含量，從而有防治乳腺癌的功效。同時，小麥粉（麵粉）還具有很好的嫩膚、除皺、祛斑等功效。

飲食宜忌

　　宜：小麥適宜因心血不足而致的失眠多夢、心悸不安、多呵欠、

喜悲傷者食用；患有腳氣病及末梢神經炎者亦宜食小麥，均以全麥食品為佳。

忌：小麥人人皆可食，唯糖尿病患者不宜食精麵粉，可吃含麥麩較多的粗麵粉或全麥食品。

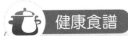 健康食譜

🍲 拔絲蘋果

🫙 材料：蘋果2個，麵粉400克，白糖250克，水澱粉100克，沙拉油適量。

🫙 做法：

1. 蘋果去核、去皮，切成1公分見方塊，先用水澱粉滾拌，再蘸上乾麵粉，反復滾蘸2遍。

2. 置鍋上火，加油燒至七成熟，下入蘋果塊，炸至金黃色時撈出控油。

3. 鍋內留底油，加入白糖熬至黏稠狀，下入蘋果塊快速顛翻，使糖汁裹勻蘋果，裝盤即可。

🫙 功效：此菜甜糯可口，有緩解神經緊張的作用。

大麥

大麥是有稃大麥和裸大麥的總稱，為禾本科植物大麥的種仁。稃大麥又稱皮大麥，其特徵是稃殼和籽粒粘連；裸大麥的稃殼和籽粒分離，稱裸麥，青藏高原稱青稞，長江流域稱元麥，華北稱米麥等。

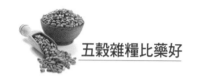

👨‍🍳 營養價值

　　大麥營養成分極其豐富。每100克含水分11.9克，蛋白質10.5克，脂肪2.2克，碳水化合物66.3克，粗纖維6.5克，灰分2.6克，鈣43毫克，磷400毫克，鐵4.1毫克，硫胺素0.36毫克，核黃素0.1毫克，煙酸4.8毫克。

　　據研究，大麥中含有豐富的蛋白質、脂類及糖類，在大麥胚芽中的維生素B_1的含量比小麥更多，因此對幼兒、老人、維生素B_1缺乏者或是預防腳氣病都有很好的效果。

👨‍🍳 保健功效

　　《本草綱目》記載：「大麥味苦鹹涼，有清熱水，和胃寬腸之功效。」大麥對腹瀉、燙傷、水腫患者都有益，也適合胃氣虛弱、消化不良、食欲不振與產後乳房脹痛者食用。大麥還含有大量的膳食纖維，不僅可刺激腸胃蠕動，達到通便作用，還可抑制腸內致癌物質產生，降低血中膽固醇，預防動脈硬化。另外，其富含的鈣對孩童的生長發育有著良好的作用。

　　現代醫學證明，大麥中的β-葡聚糖具有預防結腸癌、降低膽固醇、降血糖的作用。大麥中的生育酚具有抗腫瘤、抗氧化、抗衰老、降低膽固醇等作用。青稞中的類黃酮有調節毛細血管的脆性與滲透性，保護心血管系統、清除自由基、抗腫瘤、抗肝臟毒、抗炎、抗菌及抗病毒、解痙攣等作用。

👨‍🍳 飲食宜忌

　　宜：一般人都可食用，尤其適合高血壓、脾胃氣虛、倦怠無力之人食用。

忌：消化不良者和遺尿患者忌多食。

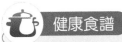 **健康食譜**

🍲 **雞肉糝**

🥡 材料：淨肥老母雞1隻（約1公斤），大麥仁200克，水、蔥、薑、細藥料包、醬油、鹽、胡椒粉、麵粉等各適量。

🥡 做法：

1. 甑鍋加水和老母雞旺火燒沸，撇去浮沫，下入大麥仁、料包、蔥、薑小火煮，雞熟撈出晾涼；雞肉撕成絲放碗中。

2. 雞骨架放入鍋中和麥仁等用小火煮。

3. 雞湯揀去骨架、蔥、薑、藥包，下入醬油、鹽，以稀麵水勾成薄羹，盛入放有雞絲的碗中，澆入醋、香油即成。

🥡 用法：每日早、晚飲用，可多食。

🥡 功效：有補中益氣、溫中補陽、健脾養胃、美容養顏、袪風濕、治心腹冷痛、通氣消渴之功效。

玉米

　　玉米，也叫玉蜀黍，又叫包穀、苞米、棒子、番麥，是一年生禾本科草本植物，是全世界總產量最高的糧食作物。有些地區以它當主食，是粗糧中的保健佳品。

🍳 營養價值

　　玉米的營養價值低於其他穀物，蛋白質含量也低，並缺乏菸草

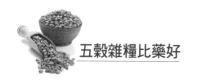

酸，但玉米中含有豐富的鈣、鎂、鋅、銅、錳、鈷、硒等礦物質和微量元素，尤其含有人體極其需要的微量元素；又含有維生素B_1、維生素B_2、煙酸等，所含亞油酸及維生素E比大米高10倍。

保健功效

　　玉米可預防高血壓、動脈硬化、泌尿結石等病，而且具有良好的抗癌作用。美國醫學界人士指出，粗磨玉米麵中含有的大量氨基酸，對抑制癌症有顯著效果。玉米中的谷胱甘肽，在硒的參與下生成谷胱甘肽氧化酶，能使化學致癌物質失去活性。玉米中含硒蛋白質的抗過氧化作用比維生素E要高出500倍。目前，硒已被國際公認為是抗癌的微量元素，玉米中鎂的含量也很可觀，鎂同樣是一種保護人體免受癌症侵襲的重要物質。

　　玉米有長壽、美容的作用。玉米胚芽所含的營養物質能增強人體新陳代謝，調整神經系統功能，能使皮膚細嫩光滑，有抑制、延緩皺紋產生的作用。

　　玉米有調中開胃及降血脂的功效。玉米鬚有利尿降壓、止血止瀉、助消化的作用。

飲食宜忌

　　宜：一般人皆可食，比較適宜動脈硬化、原發性高血壓、高脂血症、冠心病等患者及慢性便秘、記憶力減退等人食用；亦適宜癌症患者及中老年人食用。

　　忌：以玉米為主食易患糙皮病；凡乾燥綜合症、糖尿病及陰虛火旺等患者不宜食玉米。

健康食譜

玉米木瓜粥

🍶 材料：木瓜600克，鮮奶1杯，糖50克，玉米粉3湯匙。

🍶 做法：

　1.木瓜去核、去皮、切粒。

　2.兩杯開水加糖，放入木瓜粒，再加入鮮奶煮；用小半杯開水勻開

　　玉米粉，逐步加入奶露中，最後煮至成稠狀即可。

🍶 用法：每天1～2次。

🍶 功效：豐胸潤肌。

大米

　　大米又稱粳米，是由稻子的籽實脫殼而成。大米是南方居民的主食，無論是居家還是外食，米飯一般都是必不可少的。

　　大米除了可煮飯、熬粥食用外，也可做成米粉、炒米或鍋巴食用。

營養價值

　　大米含有人體必需的澱粉、蛋白質、脂肪、維生素B_1、維生素B_2、煙酸、維生素C及鈣、磷、鐵等營養成分，可提供人體所需的營養、熱量。

　　大米中的蛋白質主要是米精蛋白，氨基酸的種類比較完全，人體容易消化吸收，但賴氨酸含量較少，而糙米中的無機鹽、膳食纖維、維生素E、B族維生素（尤其是維生素B_1）含量都比精米高。

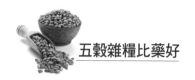

五穀雜糧比藥好

保健功效

中醫認為，大米性味甘平，具有健脾養胃、補血益氣、益精強志、補五臟、通血脈、聰耳明目、止煩、止渴、止瀉的良好功效。

米飯，尤其是糙米飯，可預防腳氣病和皮膚粗糙症。

米粥和米湯能生津止渴，補脾益胃，又可增液填精，人人皆可食，尤其適宜老人、小孩、產婦、患者及身體虛弱者食用。

飲食宜忌

宜：大米是常人皆可食用的食物，病後脾胃虛弱或有煩熱口渴的患者更適宜喝米粥。

忌：糖尿病患者不宜多喝大米粥，因為大米粥消化吸收快，血糖也會隨之升高。炒米飯香燥，內熱盛者不宜食。

健康食譜

羊肉粥

- 材料：鮮羊肉半斤，大米二兩，蔥、薑、食鹽各適量。
- 做法：將羊肉洗淨、切片，與大米、蔥、薑、食鹽一起熬粥，至羊肉熟爛即可。
- 用法：每天早飯時食用，可常食。
- 功效：補氣，養血，止痛。適用於氣血虧虛引起的痛經。

小米

小米又叫粟米，是北方人民的主要糧食作物之一，因其營養豐富，深受喜愛。在北方，有婦女在生育後用小米加紅糖調養身體的傳統。用小米熬成的粥營養豐富，有「代參湯」的美稱。

營養價值

小米中含蛋白9.7％、脂肪3.5％、碳水化合物72.8％、纖維素1.6％，每100克粟米中含維生素$B_1$0.57毫克、維生素$B_2$20.12毫克、鈣29毫克、鐵4.7毫克、胡蘿蔔素0.19毫克。小米中的蛋白質含量略高於大米和玉米，人體必需的8種氨基酸與小麥和大米相比除賴氨酸含量稍遜色外，其他7種都超過了小麥、大米，尤其是色氨酸和蛋氨酸含量最為突出。

保健功效

中醫認為，小米性味甘鹹，有清熱解渴、健胃除濕、和胃安眠的功效。《本草綱目》記載，粟米「治反胃熱痢，煮粥食，益丹田，補虛損，開腸胃」。發芽的小米和麥芽一樣，含有大量酶，是一味中藥，有健胃消食的作用。

現代醫學認為，小米有防治消化不良、反胃、嘔吐、滋陰養血的功效，可以使產婦虛寒的體質得到調養，幫助恢復體力。

飲食宜忌

宜：小米宜與大豆或肉類混合食用，是老年人、患者、產婦宜用的滋補品。

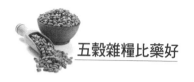
忌：小米營養雖好，但產婦不能完全以粟米為主食。應注意搭配，以免缺乏其他營養。用小米煮粥時不宜太稀。

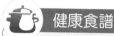 健康食譜

🍲 桂圓芝麻小米粥

🥢 材料：桂圓5枚，黑芝麻50克，小米100克，白糖少許。

🥢 做法：取桂圓肉，沖洗乾淨，切成小塊；小米淘洗乾淨；黑芝麻揀去雜質，入乾鍋炒香；鍋中加入清水，先下入小米，上火煮至小米半熟，再下入桂圓肉和炒香的黑芝麻，繼續煮至米熟粥成時，加入白糖即可。

🥢 用法：空腹食。

🥢 功效：補肝腎，養心神，健腦益智。

薏米

薏米，又名薏苡仁、苡米、苡仁、薏米、起實、薏珠子、草珠珠、回回米、米仁、六穀子。它的營養價值極高，被譽為「世界禾本科植物之王」。它不僅是飯食佳饌，並被視為名貴中藥，在藥膳中應用廣泛，被列為宮廷膳食之一。

👨‍🍳 營養價值

薏米含有蛋白質、脂肪、糖類，維生素B_1比大米含量高，另含鈣、磷、鐵、多種有機酸及薏米油、薏苡酯、甾醇類及薏苡素等，營養較為豐富。

🧑‍🍳 保健功效

薏米含有藥用價值很高的薏醇、β 及 γ 兩種穀甾醇，這些特殊成分也就是薏米具有防癌作用的奧秘所在。薏米還是一種美容食品，常食可保持人體皮膚光澤細膩，能消除粉刺、雀斑、老年斑、妊娠斑、蝴蝶斑，對脫屑、痤瘡、皸裂、皮膚粗糙等都有良好療效；經常食用薏米對慢性腸炎、消化不良等症也有效果。

🧑‍🍳 飲食宜忌

宜：薏米既可用來煮飯，也可熬粥、煮湯，一般人都可食用，尤其適合消化不良和身體虛弱者。夏、秋季和冬瓜煮湯，既可佐餐食用，又能清暑利濕。

忌：便秘、尿滯留及孕早期的婦女忌食；消化功能較弱的孩子和老弱病者更應忌食。

健康食譜

🍲 山藥薏米芡實粥

🏺 材料：山藥100克，薏米、芡實各50克，紅棗數枚，白糖少許。

🏺 做法：

1. 把薏米和芡實洗淨，入清水泡半天以上；山藥洗淨，切成小塊；紅棗洗淨備用。

2. 把泡好的薏米和芡實放鍋裡，加適量清水煮開，約10分鐘後，再把山藥塊、紅棗放進去同煮，小火煮至熟爛，最後可加少許白糖調味，盛碗即可。

🏺 功效：此粥可健脾益胃，是養胃的理想食品。

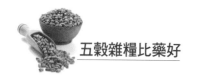

蕎麥

蕎麥又名三角麥、烏麥、花蕎，原產於中國北方內蒙古和龍貴地區，古代由中國經朝鮮傳入日本，因其營養豐富，含有特殊的健康成分頗受推崇，被譽為健康主食品，現今蕎麥及蕎麥麵條在日本十分流行。一般栽培的主要有普通蕎麥和韃靼蕎麥兩種，前者稱甜蕎，後者稱苦蕎。

營養價值

蕎麥含有澱粉、蛋白質、氨基酸、維生素B_1、維生素B_2、維生素P、總黃酮及鎂、鉻等，營養成分非常豐富。

保健功效

中醫認為，蕎麥性涼、味甘，能健胃、消積、止汗。《食療本草》言其「實腸胃，益氣力，續精神」；《隨息居飲食譜》說它「開胃寬腸，益氣力，禦寒風」；《中國藥植圖鑒》則認為蕎麥「可收斂冷汗」。

現代醫學證明，蕎麥含有豐富的維生素E、可溶性膳食纖維、煙酸和蘆丁（芸香苷）。蘆丁有降低人體血脂和膽固醇、軟化血管、保護視力和預防腦血管出血的作用；煙酸能促進人體的新陳代謝，增強解毒能力，還具有擴張小血管和降低血液膽固醇的作用。除此之外，蕎麥含有豐富的鎂，能促進人體纖維蛋白溶解，使血管擴張，抑制凝血塊形成，具有抗血栓的作用，也有利於降低血清膽固醇。

蕎麥含有某些黃酮成分，具有抗菌、消炎、止咳、平喘、祛痰和降血糖的作用。同時，蕎麥具有抗癌的作用，近年來，被認為是預防

癌症的保健食品。

 飲食宜忌

宜：蕎麥粉煮開的時間宜短，要做得鬆軟易食。湯汁裡因為溶有蘆丁和蛋白質，所以最好把湯也喝掉。一般人都可食用，尤其適宜心血管疾病及糖尿病患者。

忌：皮膚過敏者忌食，脾胃虛寒者不宜多食，正服綠礬者忌服。

 健康食譜

 黑豆蕎麥粥

- 材料：蕎麥1杯，黑豆半杯，枸杞10克，奇異果1顆，蜂蜜半杯。
- 做法：將黑豆洗淨，用水浸泡30分鐘後，蒸20分鐘；蕎麥洗淨，加水4杯，用小火煮滾。將黑豆與蕎麥粥混合，放涼；奇異果切丁，與枸杞同撒於粥中，食用時加入蜂蜜調味即可。
- 用法：經常作為早餐食用。
- 功效：枸杞明目、黑豆解毒、奇異果清腸，本品有養顏、美容和解毒的完整功效。

黑米

黑米，亦稱黑貢米，西漢「絲綢之路」開拓者張騫發現這種奇米，把它獻給漢武帝，漢武帝食後讚口「神米」，從此被歷代皇帝所享用。黑米的營養價值和藥用價值都比較高，被認為是稻米中的珍品，是近年國際流行的「健康食品」之一。

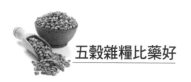

五穀雜糧比藥好

營養價值

黑米的營養成分非常豐富，每100克黑米含蛋白質10.73克，比大米高37%；人體必需氨基酸3280毫克，比大米高2%；同時微量元素及礦物質含量也非常豐富，如每100克黑米含鐵52.46毫克、鈣310.7毫克、鋅42.02毫克、錳4.975毫克、銅34.43毫克，比大米分別高138.4%、107.9%、34.8%、41.2%、38.7%。

保健功效

《本草綱目》中記載，黑米有滋陰補腎、健脾暖肝、明目活血的功效。用它入藥，對頭昏、貧血、白髮、眼疾等療效甚佳，現代醫學已證實。黑米的顏色之所以與其他米不同，主要是因為它外部的皮層中含有花青素類色素，這種色素本身具有很強的抗衰老作用。

國內外研究表明，米的顏色越深，則表皮色素的抗衰老效果越強，黑米色素的作用在各種顏色的米中是最強的。此外，這種色素中還富含黃酮類活性物質，是大米的5倍之多，對預防動脈硬化有很大的作用。

飲食宜忌

宜：黑米的米粒外部有一層堅韌的種皮包裹，不易煮爛，因此，黑米應先浸泡一夜再煮。一般人都可食用，少年白髮者、產婦、貧血者等可多吃。

忌：黑米粥若不煮爛，不僅大多數營養素不能溶出，而且多食後易引起急性腸胃炎。病後消化能力較弱者不宜急於吃黑米。

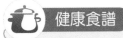

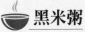 **黑米粥**

🥫 材料：黨參15克，山楂10克，黑米100克。

🥫 做法：

　　1.黨參洗淨、切片；山楂洗淨，去核切片；黑米淘洗乾淨。

　　2.把黑米放鍋內，加入山楂、黨參，加水800毫升。

　　3.鍋置武火燒沸，文火煮55分鐘即成。

🥫 用法：每日1次，每次吃100克，早餐食用。

🥫 功效：補氣血，降血壓。

燕麥

　　燕麥又稱葆麥、油麥、玉麥，是由最早生長在亞洲的野生燕麥培植而來的。早期，燕麥是作為藥材被利用，而不是糧食作物，到了現代，燕麥的好處漸為人知，成了較受現代人歡迎的食物之一。在《時代》雜誌評出的十大健康食品中，燕麥名列第五。

營養價值

　　燕麥的營養價值非常高，其所含的蛋白質是大米的1倍多，比小麥高3～4％，含脂肪量是大米和小麥的數倍；含碳水化合物比大米和小麥低10％左右；含纖維素2.1％，灰分2％，是一種低糖、高蛋白質、高脂肪、高能量食品。其營養成分含量高、品質優，蛋白質中的必需氨基酸在穀類糧食中平衡最好，賴氨酸和蛋氨酸含量比較理想，而大米和小麥中的這種氨基酸嚴重不足。其必需脂肪酸的含量也非常豐富，亞

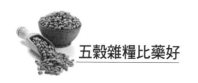
油酸占脂肪酸的1/3以上，維生素和礦物質也很豐富，特別是維生素A含量居穀類糧食之首。

🍳 保健功效

燕麥性溫，味甘，能補虛止汗。燕麥所含亞麻油酸是人體最重要的必需脂肪酸，它通常用來維持人體正常的新陳代謝活動，同時又是合成前列腺素等的必要成分。

燕麥粥有通大便的作用，這不僅是因為它含有植物纖維，且在調理消化道功能方面，維生素B_1、維生素B_2更是功效卓著。很多老年人大便乾，容易導致腦血管意外，常食燕麥能解便秘之憂。

燕麥所含不飽和脂肪酸與可溶性纖維及皂苷素等，可以降低血液中膽固醇與三醯甘油（甘油三酯）的含量，能夠降脂減肥，並有幫助降低血糖的作用。

燕麥含有很多改善皮膚的營養成分，比如二氧化矽，可減輕或治癒不少皮膚病。且在所有穀類中，燕麥的氨基酸含量最高，並且種類均衡，是鎖住皮膚水分的重要媒介。因此，燕麥的滋潤效果也相當顯著，特別是對於乾性皮膚的人而言。

🍳 飲食宜忌

宜：一般人都可食用，尤其適合高血壓、脂肪肝、高脂血症、冠心病、糖尿病、動脈硬化症、肥胖症等患者，及老年人、產婦、幼兒食用。

忌：燕麥一次不宜吃太多，否則會造成胃痙攣或是脹氣。

健康食譜

薏米燕麥粥

材料：薏米50克，燕麥50克，松子、核桃各少許，雞蛋1個。

做法：

1. 薏米、燕麥入清水中泡軟；松子、核桃放榨汁機內，加水打爛。
2. 把薏米、燕麥、松子、核桃一起放入鍋內，加少許清水熬成粥。
3. 粥熟時，把雞蛋打入碗內，倒入鍋內調勻即成。

功效：此粥能有效改善腸道過敏引起的脹氣、便秘等症狀。

糯米

糯米又叫江米，是家中常食用的糧食之一。因其香糯黏滑，常被用來製成風味小吃，深受大眾喜愛。年糕、元宵、粽子等年節糕點都是用糯米粉製成的。

營養價值

糯米含有糖類、蛋白質、脂肪，又含有鈣、磷、鐵等礦物質，還含有維生素B_1、維生素B_2及煙酸等，營養豐富。

保健功效

糯米性溫，味甘，具有暖溫脾胃、補中益氣、澀縮小便、生津止渴等功能。對胃寒疼痛、食欲不佳、夜多小便、脾虛泄瀉、氣虛自汗、腹脹、體弱乏力等症狀有一定的緩解作用。

糯米最好是煮粥食用，易於消化吸收，其補益作用更佳。現代藥

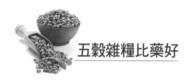

理研究發現，糯米還有抗腫瘤的作用。

 飲食宜忌

　　宜：一般人都可食用，尤其適合體虛多汗、脾虛泄瀉及小便次數多者食用。糯米食品宜加熱後食用。

　　忌：脾胃虛弱積滯者、濕熱痰火盛者、糖尿病患者、老年人、小孩等均應慎食。另外，糯米不宜一次食用過多。

健康食譜

 藕汁糯米粥

材料：糯米100克，嫩藕30克，白糖、桂花糖各適量。

做法：

　　1.糯米淘洗乾淨；藕洗淨，去皮後剁碎，取其汁備用。

　　2.把糯米和藕汁入鍋內，加適量水熬煮成粥，最後加少許白糖和桂花糖調味，拌勻即可。

功效：鮮藕有解毒作用，糯米可調節泌尿系統。

高粱

　　高粱，屬禾本科，在糧食作物中佔有一定位置。它的籽實很像「粱」（即粟），植株高大，所以叫「高粱」；它的莖稈可榨汁熬糖，農民叫它「甜秫秸」，古書上還有蜀黍、木稷、荻粱、烏禾、蘆檁等名稱，顧名思義，大都是以形態特徵來稱呼的。在選購高粱時，可取少量高粱米於手掌中，用嘴哈熱氣，然後立即嗅其氣味，優質者

具有高粱固有的氣味，無任何其他不良氣味。

營養價值

每100克高粱米中含蛋白質8.4克，脂肪2.7克，碳水化合物75.6克，粗纖維0.6克，灰分1.3克，鈣7毫克，磷188毫克，鐵4.1毫克，硫胺素0.26毫克，核黃素0.09毫克，煙酸1.5毫克。

保健功效

中醫認為，高粱米性味甘、澀、溫，無毒，能和胃、健脾、止瀉，有固澀腸胃、抑制嘔吐、益脾溫中、催治難產等功能，可用來治療食積、消化不良、濕熱、小便不利、婦女倒經、胎產不下等病症。

飲食宜忌

宜：一般人都可食用，尤其適合小兒消化不良、女性白帶過多者食用。

忌：糖尿病患者忌多食，初痢者忌食用高粱米飯，便秘者忌食。

 健康食譜

 高粱米紅棗粥

🍚 材料：白高粱米50克，大紅棗5枚。

🍚 做法：

1.紅棗洗淨，去核，加入溫開水浸泡至軟。

2.白高粱米倒入鍋中，小火炒至淡黃色。

3.將高粱米和紅棗共同倒入鍋中，加適量清水，大火煮至稠狀即可。

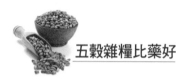

功效：本粥含有豐富的蛋白質、碳水化合物、維生素、鈣、磷、鐵等營養物質，具有補血功效，可促進兒童生長發育，利於預防貧血、小兒軟骨病。

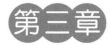

第三章

豆薯：
健康搭配，豆薯為補

豆薯類可作為主食，也可用來做成菜品，隨著生活條件提高，現在多將其做成湯菜或甜品、零食食用。豆類含有豐富的植物性蛋白質，無論打磨成豆漿還是做成其他豆製品，都堪稱經典；而薯類則因含有大量糖分和食用纖維，可做成新式甜品，營養又能減肥，美味又不失健康。

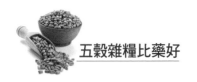

黃豆

　　黃豆，與青豆、黑豆統稱為大豆，它的營養價值極高，被稱為「豆中之王」、「豆中之肉」、「綠色的牛乳」等，是數百種天然食物中最受營養學家推崇的食物。

營養價值

　　黃豆中含蛋白質35％～40％，每500克黃豆的蛋白質含量約相當於1000克瘦肉、1500克雞肉或6000毫升牛奶中的蛋白質含量。

　　黃豆中含脂肪15％～20％，是重要的植物性油脂來源。

　　黃豆還含有糖類與鈣、磷、鐵、鋅等礦物質，而維生素B_1、維生素B_2及煙酸的含量也明顯高於大米、麵粉和玉米等穀物。

　　此外，黃豆中尚含有較多的異黃酮，它被稱為植物雌激素，具有獨特的營養價值。

保健功效

　　黃豆中富含皂角苷、蛋白酶抑制劑、異黃酮、鉬、硒等抗癌成分，對前列腺癌、皮膚癌、腸癌、食道癌等幾乎所有的癌症都有抑制作用。

　　黃豆中的大豆蛋白質和豆固醇能顯著改善和降低血脂與膽固醇，從而降低患心血管疾病的機率。大豆脂肪富含不飽和脂肪酸和大豆磷脂，有保持血管彈性、健腦和防止脂肪肝形成的作用。

　　黃豆中的植物雌激素與人體中產生的雌激素在結構上十分相似；大豆中還富含鈣質，對更年期骨質疏鬆也有療效；吃黃豆對皮膚乾燥粗糙、頭髮乾枯大有好處，可提高肌膚的新陳代謝，促使身體排毒，

使肌膚常保青春。

黃豆中的皂苷類物質能降低脂肪吸收功能，促進脂肪代謝；大豆纖維還可加快食物通過腸道的時間，從而達到輕身減肥的目的。

飲食宜忌

宜：一般人都可食用。它是更年期婦女、糖尿病和心血管患者的理想食品，也很適合腦力工作者和減肥的朋友食用。

忌：生黃豆含消化酶抑制劑及過敏因數等，食後易引起噁心、嘔吐、腹瀉等症，故必須徹底煮熟後才能吃。患有嚴重肝病、腎病、痛風、消化性潰瘍、動脈硬化、低碘者不宜食用，消化功能不強、有慢性消化道疾病的人也應儘量少吃。

健康食譜

黃豆拌雪菜

材料：雪菜350克，泡好的黃豆100克，辣椒油、鹽、味精、香油、蒜末各少許。

做法：

1.將醃好的雪裡紅去除老葉、老根，切成黃豆粒大小的丁，放沸水中焯一下，撈出過涼，控水備用。

2.將黃豆煮熟，撈出與雪菜一起盛入盤中。

3.將鹽、味精、香油、辣椒油、蒜末一起加入盤中，拌勻即可。

功效：此菜營養豐富，含蛋白質、脂肪、碳水化合物、鈣、鐵等，能增強身體抵抗力。

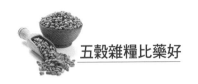

豆腐

豆腐是一種傳統食品，在一些古籍中（明代李明珍的《本草綱目》，葉子奇的《草目子》，羅頎的《物原》等）都有記載。豆腐不僅是味美的食品，還具有養生保健的作用。五代時人們稱豆腐為「小宰羊」，認為豆腐的白嫩與營養價值可與羊肉相提並論，因此它還享有「植物肉」的美稱。

營養價值

豆腐營養十分豐富，每100克豆腐中含蛋白質7.4克、脂肪3.5克、碳水化合物3克、鈣277毫克、磷57毫克、鐵2.1毫克、維生素$B_1$0.03毫克、維生素$B_2$0.03毫克，以及人體所必需的8種氨基酸等。

保健功效

現代醫學證明，豐富的大豆卵磷脂有益於神經、血管、大腦的生長發育，比起吃動物性食品的補養、健腦，豆腐有著更大的優勢。豆腐中的大豆皂苷有顯著的抗癌活性，能有效預防乳腺癌和前列腺癌發生，是更年期的保護神，因為它在健腦的同時，所含的豆固醇還抑制了膽固醇的攝入。其中的大豆蛋白質可顯著降低血漿膽固醇、甘油三酯和低密度脂蛋白，降低血脂，保護血管，有助預防心血管疾病。

飲食宜忌

宜：適合老年人、孕婦，也是兒童生長發育的重要食物，腦力工作者及經常加夜班者也非常適合。

忌：豆腐性偏寒，胃寒者和易腹瀉、腹脹、脾虛者及常出現遺精

的腎虧者不宜多食。

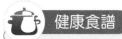 健康食譜

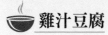 雞汁豆腐

🍲 材料：豆腐200克，雞肉50克，水發木耳末少許，精鹽、水澱粉、
高湯、醬油、味精、花生油、蔥末各適量。

🍲 做法：

1.將豆腐切成丁，下入滾水中汆燙，瀝乾水裝盤。

2.將雞肉洗淨切成丁，用澱粉和精鹽煨好。

3.鍋中放入花生油，燒熱後，放入雞丁、水發木耳末、蔥末、醬
油、味精等一起煸炒，加入高湯，用濕澱粉勾芡，炒熟後盛在豆
腐上即成。

🍲 功效：此菜含有豐富的優質蛋白、人體必需的多種氨基酸和鈣，能
有效促進嬰幼兒的大腦發育。

豆漿

「一杯鮮豆漿，天天保健康」。鮮豆漿中的營養成分易於消化吸
收，經常飲用，對女性的健康大有裨益。豆漿所特有的異黃酮成分不
僅有助於提升和擴大胸圍，還能夠美顏護膚，確實是女性必吃的健康
佳品。

🍳 營養價值

豆漿營養豐富，味美可口，富含人體所需的優質植物蛋白、8種必

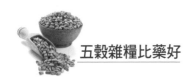

需氨基酸、多種維生素及微量元素,不含膽固醇,且含有豐富的不飽和脂肪酸、大豆皂苷、異黃酮、卵磷脂等幾十種對女性胸部豐滿及健康有益的物質。

保健功效

《延年秘錄》記載豆漿「長肌膚,益顏色,填骨髓,加氣力,補虛能食」。中醫理論認為,豆漿性平,味甘,滋陰潤燥。對女性來說,豆漿更是豐胸美容、防治婦科疾病的純天然食品,對改善女性的健康有很重要的作用。

多飲豆漿還可預防阿茲海默症發生,防治缺鐵性貧血。

以喝熟豆漿的方式補充植物蛋白,可使人的抗病能力增強,從而達到抗癌作用;長期堅持飲用豆漿還能防治氣喘病。中老年女性飲用豆漿能調節內分泌系統,減輕並改善更年期症狀,促進體態健美和防止衰老;青年女性常喝豆漿,能減少面部青春痘、暗瘡的發生,使皮膚白皙潤澤,容光煥發。

現在,鮮豆漿已被營養學家推薦為防治高血壓、高脂血症、動脈硬化等疾病的理想食品。

飲食宜忌

宜:適合各年齡層人群食用,尤其是女性、老人和嬰兒。

忌:不宜生喝或未煮透喝,否則會引起噁心、嘔吐或腹瀉等。不宜空腹喝豆漿,豆漿裡的蛋白質大都會在人體內轉化為熱量而被消耗掉,不能充分起到補益作用。豆漿性味偏寒而滑利,凡平時胃寒,食後有作悶、反胃、噯氣吐酸的人,脾虛易腹脹、腹瀉的人,夜尿頻及遺精、腎虧的人,均不宜飲用豆漿,否則會加重病情或影響治療效果。

健康食譜

 薄荷蜂蜜豆漿

🥫 材料：薄荷葉4片，豆漿200毫升，蜂蜜適量。

🥫 做法：

　　1.將薄荷葉洗淨切碎。

　　2.將切好的薄荷葉和豆漿一起放入榨汁機榨汁。

　　3.在榨好的果汁內放入適量蜂蜜攪拌均勻即可。

🥫 功效：提神醒腦，抗疲勞。

黃豆芽

　　明人陳嶷曾有過讚美黃豆芽的詩句：「有彼物兮，冰肌玉質，子不入污泥，根不資於扶植。」黃豆在發芽過程中有更多的營養元素被釋放出來，更利於人體吸收，營養更勝黃豆一籌。

營養價值

　　黃豆芽含有豐富的營養成分，有維生素A、維生素B_2、維生素C、維生素E、胡蘿蔔素、葉酸、泛酸、煙酸等維生素類營養素，還有鈣、鐵、磷、鉀、鈉、銅、鎂、鋅、硒等礦物質元素及微量元素。

保健功效

　　黃豆芽能營養毛髮，使頭髮保持烏黑發亮，對面部雀斑有較好的淡化作用。

　　黃豆芽中富含纖維素，是便秘患者的健康蔬菜，有預防消化道癌

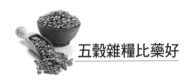

症（食管癌、胃癌、直腸癌）的作用。

黃豆芽含有豐富的維生素B_2，可防治維生素B_2缺乏症。

黃豆芽中含有豐富的蛋白質和維生素C，具有保護肌肉、皮膚和血管，消除緊張綜合症的作用。

黃豆芽中含有一種干擾素誘生劑，能誘發干擾素，增強體內抗病毒、抗癌腫的能力。

吃黃豆芽對青少年生長發育、預防貧血等也大有好處。

飲食宜忌

宜：烹調黃豆芽時要加少量食醋，以保證維生素B_2不被破壞。烹調過程要迅速，或用油急速快炒，或用沸水略焯後立即取出調味食用。

忌：黃豆芽不易消化，脾胃虛寒之人不宜多食。

健康食譜

黃豆芽蘑菇湯

材料：黃豆芽250克，鮮蘑菇50克，豬油、精鹽、味精各適量。

做法：將黃豆芽放入清水中去殼，用水沖洗乾淨，待用。把蘑菇放入水中加精鹽浸泡半小時，換水洗淨，切成絲，待用。將煮鍋洗淨加水，置於火上，煮沸後放入豬油、豆芽、蘑菇絲，到沸點時，點入精鹽、味精調味，再煮3～5分鐘，起鍋，溫食。

功效：清熱利濕，消水腫，清積熱。孕婦常食可治高血壓、妊娠水腫等症。

紅豆

紅豆又名蘇豆、赤小豆、朱蘇豆，為蝶形花解紅豆樹的種仁。它既可做粥、飯，也可燉湯或煮食，作飲茶也很合適。

營養價值

紅豆含有蛋白質、脂肪、膳食纖維、碳水化合物、胡蘿蔔素、灰分以及硫胺素、煙酸等營養成分。它含有的維生素C相當豐富，另外還含有多種礦物質。

保健功效

中醫認為，紅豆具有利水消腫、利尿、清熱解毒、健脾止瀉、改善腳氣及水腫的功效。《本草綱目》中也記載：「紅豆通小腸、利小便、行水散血、消腫排膿、清熱解毒，治瀉痢腳氣、止渴解酒、通乳下胎。」

紅豆富含鐵質，能使人氣色紅潤，多吃紅豆還可補血、促進血液循環、強化體力、增強抵抗力。

紅豆糖水外敷，可治暗瘡、毒氣、紅腫。

現代醫學研究發現，紅豆能促進心臟活化、利尿，還有健胃生津、祛濕益氣等作用，但久服或過量食用反而會令人生熱，應遵醫囑。

飲食宜忌

宜：一般人都可食用。

忌：紅豆一次不宜食用過多，以50克左右為宜。尿多的人忌食，體質屬虛性者以及腸胃較弱的人不宜多食。

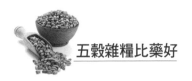

 健康食譜

蜜豆雙皮奶

🍲 材料：全脂牛奶500克，蛋白3個，香草粉1/2茶匙，白糖30克，蜜
　　　　紅豆45克。

🍲 做法：

1. 牛奶倒入鍋中加熱，不要沸騰。

2. 將加熱的牛奶倒入小碗中，放置室溫，形成奶皮。

3. 蛋白分離，用筷子打散（儘量打散）。

4. 將小碗中放涼的牛奶重新倒回鍋中，緩慢地小心倒回，把形成的
　　奶皮留在碗中。

5. 將白糖和香草粉加入牛奶中拌勻，再加入蛋白攪勻，然後再過濾
　　後倒回碗中，讓留在碗底的第一層奶皮浮到上面。

6. 蓋上保鮮膜，放入冷水鍋中隔水蒸10分鐘後關火，燜5分鐘即可
　　取出，撒入蜜紅豆即可食用。

🍲 功效：健胃生津，祛濕益氣。

黑豆

　　黑豆又名烏豆、黑大豆、冬豆等，是豆科植物大豆的黑色種子。生吃黑豆的風氣，曾席捲臺灣和日本，吃過日本料理的人，也都很難忘懷那一小盤甜黑豆的滋味。

🧑‍🍳 營養價值

　　黑豆所含營養成分與黃豆基本相同，但其蛋白質含量比黃豆更

高，每100克黑豆的蛋白質含量高達49.8克，居所有豆類之冠。它還含有脂肪酸、β-胡蘿蔔素、葉酸、煙酸、大豆黃酮苷、異黃酮苷類物質，營養價值很高。

保健功效

黑豆具有補腎益精和潤膚、烏髮的作用，經常食用有利於抗衰延年、解表清熱、滋養止汗。

黑豆自古即入藥，關於黑豆的藥用價值，最早記載於《神農本草經》。李時珍《本草綱目》中說黑豆煮汁飲可治燙傷，不但可使創面癒合，且預後不留瘢痕；將黑豆煮成黏稠狀，飲汁可治喉痹不語。

現代醫學認為，黑豆能利水祛風，活血解毒；可治水腫、風痹、腳氣、黃疸、水腫、痢疾、腹痛、產後風痙；能解烏頭、附子毒；研末調敷或塗汁可治癰腫瘡毒。

此外，黑豆的皮、葉、花都可入藥。中醫處方稱黑豆皮為「料豆衣」或「穭豆衣」等，具有解毒利尿之作用；中醫處方稱黑豆芽為「大豆卷」，水煎服可治療風濕性關節炎；黑豆葉以清水洗淨搗爛外敷，可治蛇咬傷；黑豆花能治目翳。

飲食宜忌

宜：黑豆人人可食，尤其適宜脾虛水腫、腳水腫、體虛多汗、腎虛耳聾、夜尿頻多、白髮早生等患者食用。

忌：黑豆一次不宜吃得過多，否則容易脹氣。黑豆有解藥毒的作用，同時亦可降低中藥功效，故正在服中藥者忌食黑豆；腸熱便秘者少食。

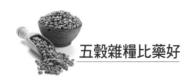

 健康食譜

 黑豆粥

🫙 材料：糯米100克，黑豆、紅棗各30克，紅糖適量。

🫙 做法：

　1.把糯米、黑豆洗淨後入清水中浸泡半天，紅棗洗淨去核。

　2.把糯米和黑豆入鍋內，加適量水煮開，加入紅棗，改用小火熬煮

　　成粥，待煮至熟爛時，加入適量紅糖拌勻即成。

🫙 功效：此粥可補脾益腎，活血利水，適用於夜尿頻多等症。

綠豆

　　綠豆又名青小豆，綠豆不但具有良好的食用價值，還具有非常好的藥用價值，有「濟世良穀」的說法。它既可單獨煮粥，還可與粳米或糯米混合煮粥，亦可磨粉做成糕點，還可發豆芽食用。綠豆湯是家庭常備的夏季消暑飲料。

營養價值

　　綠豆中含有糖類、蛋白質、脂肪、維生素、膳食纖維和礦物質等，其中B族維生素的含量比玉米高，蛋白質含量比穀類高，尤其是賴氨酸的含量高於其他作物。綠豆加工成豆芽後，其維生素C的含量會增加好幾倍。

保健功效

　　現代醫學認為，綠豆性味甘涼，有清熱解毒之功效。如遇有機

磷農藥中毒、鉛中毒、酒精中毒（醉酒）等情況時，在去醫院搶救前都可先灌下一碗綠豆湯進行緊急處理。在有毒環境下工作或接觸有毒物質的人應經常食用綠豆來解毒保健。夏天在高溫環境工作的人出汗多，水分損失很大，體內的電解質平衡遭到破壞，此時綠豆湯是最理想的飲品，能夠清暑益氣、止渴利尿，不僅能補充水分，還能及時補充無機鹽，對維持水液電解質平衡有著重要意義。經常食用綠豆還可補充營養，增強體力。

🧑‍🍳 飲食宜忌

宜：老少皆宜，四季均可。凡暑天中暑煩躁、口渴咽乾、瘡癰癤腫、高血壓、水腫、食物中毒、金石中毒、農藥中毒等患者，皆適宜食用綠豆粥或綠豆湯以解之。

忌：綠豆不宜煮得過爛，以免所含有機酸和維生素遭到破壞，降低清熱解毒的功效。身體虛寒者不宜過食或久食綠豆；脾胃虛寒、大便滑泄者忌食。

健康食譜

🍲 綠豆黃花棗水

🧂 材料：綠豆100克，乾金針50克，大棗8枚。

🧂 做法：所有材料加水煎煮。每日服用1劑。

🧂 功效：可治上吐下瀉。

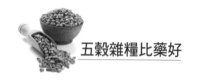

綠豆芽

食用芽菜是近年來的新時尚，芽菜中以綠豆芽最為便宜，且營養豐富，是自然食用主義者所推崇的食品之一。綠豆在發芽的過程中，維生素C增加很多，可達綠豆原含量的7倍，所以綠豆芽的營養價值比綠豆更大。

營養價值

綠豆芽含有豐富的營養成分，有維生素A、維生素C、維生素K、胡蘿蔔素、葉酸、泛酸、煙酸等維生素類營養素，還有鈣、鐵、磷、鉀、鈉、銅、鎂、鋅、硒等礦物質元素。

保健功效

綠豆芽含纖維素，是便秘患者的健康蔬菜，還有預防消化道癌症（食道癌、胃癌、直腸癌）的功效。它有清除血管壁中膽固醇和脂肪的堆積、防止心血管病變的作用。

綠豆芽是祛痰火濕熱的家常蔬菜，凡體質屬痰火濕熱者，血壓偏高或血脂偏高，且多嗜煙酒肥膩者，常吃綠豆芽可有清腸胃、解熱毒、潔牙齒的作用。

飲食宜忌

宜：一般人都可食用。綠豆芽性寒，烹調時應配上一點薑絲，中和它的寒性，十分適於夏季食用。烹調綠豆芽，要儘量保持其清淡的性味和爽口的特點，綠豆芽下鍋後要迅速翻炒，適當加些醋，才能保存水分及維生素C，口感才好。

忌：綠豆芽纖維較粗，不易消化，且性質偏寒，脾胃虛寒者不宜久食。

 健康食譜

小炒綠豆芽

- 材料：綠豆芽300克，青椒1個，乾紅辣椒少許，醬油、鹽、味精各適量。

- 做法：

  1. 綠豆芽洗淨，青椒洗淨切絲，乾紅辣椒切小段。

  2. 鍋置火上，加適量油燒熱，下紅辣椒段爆香，放青椒絲煸幾下，倒入綠豆芽，旺火翻炒，加少許醬油和鹽、味精調味，至熟即可。

- 功效：此菜能清除血管壁中膽固醇和脂肪的堆積，有清腸胃、解熱毒的功效。

扁豆

扁豆又叫鵲豆、南扁豆、白扁豆，為豆科扁豆屬的種子，是餐桌上常見的蔬菜之一。原產於亞洲，印度自古就栽培，約在漢代時傳入中國。

營養價值

扁豆營養成分十分豐富，富含蛋白質和多種氨基酸，它的蛋白質含量是青椒、番茄、黃瓜的1～4倍；維生素C含量也較高，另外它還含

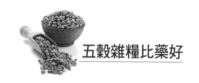

有胰蛋白酶抑制劑、澱粉酶、血細胞凝集素A、血細胞凝集素B，並含有豆甾醇等。

扁豆還富含人體所必需的鋅，它能促進智力和視力發育，提高人體的免疫力。扁豆的鈉含量低，是心臟病、高血壓、腎炎患者的理想蔬菜。

保健功效

中醫認為，扁豆性平味甘，健脾和中，消暑化濕，養胃下氣，補虛止瀉。它不僅是治療暑濕吐瀉、脾虛嘔逆、食少久瀉、水停消渴、赤白帶下、小兒疳積、胎動不安、酒醉嘔吐等病症之上品，還是夏令暑濕內侵、痢疾腸炎的良藥。

扁豆富含蛋白質和多種氨基酸，常食用能健脾胃，增進食欲。夏季多吃一些扁豆有消暑、清口的作用。

扁豆富含鐵和維生素C，經常食用對缺鐵性貧血患者有益。

飲食宜忌

宜：一般人都可食用，婦女白帶多、皮膚瘙癢、急性腸炎者食用更佳。烹調前應將豆筋摘除，否則既影響口感，又不易消化。

忌：由於扁豆中含有胰蛋白酶和澱粉酶的抑制物，這兩種物質可減緩各種消化酶對食物的快速消化作用，所以食之過多可引起胃腹脹滿，脾胃虛寒者應少食。烹調時間不宜太短，要保證扁豆熟透。因為扁豆中含有皂素和植物血凝素兩種有毒物質，必須在高溫下才能被破壞，如果加熱不徹底，在食後2～3小時會出現嘔吐、噁心、腹痛、頭暈等中毒反應。

健康食譜

🍲 扁豆芋艿紅燒肉

🥫 材料：扁豆150克，芋艿4個，帶皮豬肉100克，蔥、薑、醬油、
　　　　鹽、白糖、食用油各適量。

🥫 做法：將扁豆去筋，洗淨；芋艿去皮，洗淨；豬肉切成小塊。鍋
　　　　上火燒熱，放入油，煸香蔥、薑，放入豬肉炒至出油、變
　　　　色，加醬油、清水沒過材料，用小火燒三刻鐘，加鹽、白
　　　　糖調好味，入扁豆、芋艿燒爛即可。

🥫 用法：佐餐食用，但不能與菠菜同食。

🥫 功效：潤腸通便，補血生津，抗疲勞。

蠶豆

　　蠶豆又稱胡豆、南豆、羅漢豆，是豆科植物蠶豆的成熟種子。

　　蠶豆是春末夏初上市的一種時令蔬菜，幼莢呈綠色，內有絲絨狀
絨毛，成熟時變為褐色或黑色。種子扁平，橢圓形，種臍圓黑色，種
皮內含單寧，略有澀味。它含有很多人體所必需的營養素，磷的含量
更是在各類蔬菜中首屈一指。

營養價值

　　蠶豆營養較為豐富，蛋白質含量僅次於大豆；碳水化合物含量僅
次於綠豆、紅豆；脂肪含量少；粗纖維的含量也較高。此外，還含有
磷脂、膽鹼、維生素B_1、維生素B_2、煙酸和鈣、磷、鐵、鉀、鈉、鎂
等多種礦物質，尤其是其中的磷和鉀含量較高，這些營養素均為人體

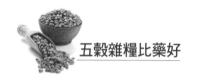

所必需。

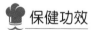 **保健功效**

蠶豆性平，味甘，具有健脾益氣、祛濕抗癌、利濕消腫之功效，其中對水腫、慢性腎炎、膈食、禿瘡等病症具有一定的療效。

蠶豆中含有調節大腦和神經組織的重要成分鈣、鋅、錳等，並含有豐富的膽鹼，有增強記憶力的健腦作用。對於正在應付考試或是腦力工作者，適當進食蠶豆會有一定的好處。

蠶豆中的維生素C可延緩動脈硬化，蠶豆皮中的粗纖維有降低膽固醇、促進腸蠕動的作用。

蠶豆中還含有一種外源凝集素，這種物質具有防腸癌的作用，因為它可以附著在由腸細胞吸收的一些分子上，這些分子可控制腫瘤的生長。蠶豆對其他癌症亦有一定的防治作用。

飲食宜忌

宜：適宜於脾胃氣虛、慢性腎炎、大便稀溏、胃癌、腸癌、食管癌、宮頸癌等患者食用。

忌：蠶豆不宜生吃，應將生蠶豆多次浸泡或焯水後再進行烹調；也不宜多吃，以免脹肚傷脾胃。另外，胃寒及消化不良者少食。有蠶豆過敏者忌食。

健康食譜

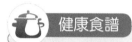 **茭白蠶豆**

🥫 材料：茭白350克，蠶豆50克，紅辣椒30克，精鹽、胡椒粉、排骨

　　醬、雞精、高湯、蔥薑末、水澱粉、花生油各適量。

▢ 做法：

1. 將茭白洗淨切成斜塊，用開水焯一下，撈出瀝乾水分。

2. 紅辣椒洗淨，切成塊。

3. 將炒鍋置於火上，倒入花生油，燒至四成熱時放入蔥薑末炒出香味，倒入蠶豆、紅辣椒塊、茭白煸炒，加入排骨醬、精鹽、胡椒粉、雞精、適量高湯，炒勻，用水澱粉勾薄芡，出鍋裝盤即可。

▢ 功效：此菜有增加營養、清熱除煩、利膽退黃、解毒的功效，是青少年學習煩躁時的營養菜肴。

豇豆

　　豇豆，俗稱角豆、薑豆、帶豆、飯豆、腰豆等，為豆科植物豇豆的種子，分為長豇豆和飯豇豆兩種。長豇豆一般作為蔬菜食用，飯豇豆一般作為糧食煮粥食用，或者製成豆沙食用。

營養價值

　　豇豆含有蛋白質、脂肪、糖類、鈣、磷、鐵、膳食纖維、維生素B_1、維生素B_2及煙酸等營養成分。

保健功效

　　李時珍在《本草綱目》中說道，豇豆能調中益氣，補腎健胃，和五臟，調營衛，生精髓，止消渴、吐逆、瀉痢、小便數、鼠莽毒。

　　中醫認為豇豆性平，味甘、鹹，無毒。其具有調中益氣、健脾補腎之功效。對泌尿系統疾病都具有一定療效，同時，對遺精及一些婦

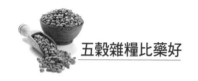

科疾病也有輔助療效。

　　豇豆的磷脂有促進胰島素分泌、糖代謝的作用，是糖尿病患者的理想食品。

　　豇豆所含的維生素B₁能維持正常的消化腺分泌和胃腸道蠕動功能，抑制膽鹼酯酶的活性，可幫助消化，增進食欲。

　　豇豆中所含維生素C能促進抗體的合成，提高人體抗病毒的作用。

飲食宜忌

　　宜：適宜脾胃氣虛、腎虛、腹瀉、小便頻、遺精、月經不調等患者，特別是糖尿病患者食用。飯豇豆作為糧食，與粳米一起煮粥最適宜。

　　忌：長豇豆不宜烹調時間過長，以免造成營養損失。豇豆一次不要吃太多，以免產生脹肚。氣滯、腹脹者應忌食豇豆。

健康食譜

劉秀羹

📦 材料：淨麥仁、豇豆各50克，冰糖半斤，乾百合、紅棗、乾白果、乾蓮子各50克，青梅脯、桂圓肉、水發燕窩、山楂糕、濕澱粉、白糖各適量。

📦 做法：

1.將麥仁用水淘淨，撈出放在小碗裡，與冰糖、燕窩一起上籠，蒸2個小時左右取出。乾百合、白果用水泡軟，揀去雜質，蓮子用水泡軟，裁去頭，捅出蓮子心，上籠蒸熟。紅棗用水洗淨煮熟，去核，切成片，備用。

2.將鍋放旺火上，加清水適量，蒸好的麥仁、燕窩和豇豆、白糖、百合、桂圓肉、白果、蓮子等一起下鍋，煮沸勾入濕澱粉，盛入碗內即成。

🏺 用法：佐餐，早、晚可多食。

🏺 功效：此粥綿軟可口，營養豐富，可消暑敗火、養心安神，可治神志恍惚或神經衰弱、心悸怔忡、失眠健忘。常服有平補三焦、延年益壽之功效。

豌豆

　　豌豆又名雪豆，是對紫花豌豆經過幾個世紀的選育而形成的，是世界上十大蔬菜作物之一。它既可做蔬菜炒食，子實成熟後又可磨成豌豆麵粉食用，因豌豆豆粒圓潤鮮綠，十分好看，也常被用來作為配菜，以增加菜肴的色彩，促進食欲。

👨‍🍳 營養價值

　　豌豆含有糖類、維生素、脂肪、氨基酸、鈣質、豆沙質等多種營養成分，對人體有很大的益處。其蛋白質、磷的含量比其他豆類都高，所含的赤黴素、植物凝集素等能抗菌消炎，還含有能分解亞硝胺的酶等。

👨‍🍳 保健功效

　　豌豆性平，味甘，具有和中益氣、利小便、解瘡毒、下乳汁的功效，適用於高血壓、心臟病、消渴、氣虛血虧之水腫尿少等症狀。

　　豌豆是典型的高鉀低鈉食物，是防治高血壓的好食品。且豌豆含

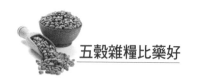

鉻、鋅等微量元素較多，鉻有利於糖和脂肪的代謝，維持胰島素的正常功能，缺鉻易導致動脈粥樣硬化並由此而引發高血壓。因此，高血壓患者宜食豌豆及豌豆製品，多食豌豆苗也有較好的降壓作用。

豌豆苗的嫩葉中含有豐富的維生素C和能分解體內亞硝胺的酶，可分解亞硝胺，具有抗癌、防癌作用。

豌豆所含的赤黴素和植物凝集素等物質具有抗菌消炎、增強新陳代謝的功能。

豌豆苗中含有豐富的纖維素，可防止便秘，有清腸作用。

飲食宜忌

宜：一般人都可食用，尤其適合高血壓、糖尿病、高脂血症、動脈硬化、腹脹、下肢水腫等患者，也適合女性產後乳汁不通者食用。

忌：豌豆多食會引發腹脹，推薦量每次不超過50克。脾胃虛弱者不宜多食，以免引起消化不良。許多粉絲是用豌豆等豆類澱粉製成的，加工時往往會加入明礬，經常大量食用會使體內的鋁增加，影響健康。

健康食譜

豌豆黃

材料：白豌豆250克，食鹼、白糖各適量。

做法：

1. 白豌豆稍磨去皮，用涼水浸泡兩小時以上。
2. 用銅鍋燒水，將去皮豌豆放入鍋內，加鹼，將豌豆煮成粥狀，然後帶原湯過篩。

3.將過篩的豌豆粥放入炒鍋內加白糖，炒約30分鐘，即可出鍋。

4.把出鍋後的豆泥倒入白鐵模具內，蓋上光滑的薄紙，防止裂紋，還可保潔，晾涼後即成豌豆黃。

🥫 功效：有清腸作用，可防止便秘。

紅鳳豆

其豆莢很長，其形如刀，又名刀豆。莢脆嫩，肉厚味鮮，可做鮮菜炒食，老熟種子可煮食，其根亦供藥用。

👨‍🍳 營養價值

紅鳳豆所含各種營養物質可維持人體正常代謝功能，促進人體內多種酶的活性，從而增強人體的免疫力，提高抗病能力。

👨‍🍳 保健功效

補腎，散寒，下氣，利腸胃，止嘔吐，止咳喘。主治呃逆、反胃嘔吐、久瀉久痢、脾胃虛弱、咳嗽、哮喘、食道癌、胃癌、肝癌。

👨‍🍳 飲食宜忌

宜：一般人都可食用，脾胃虛弱者尤適用，也可改善重症患者或癌腫引起的呃逆。

忌：食用時應去莢的兩個尖，並炒透、煮熟，以免中毒，胃熱盛者應少食。

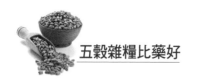

 健康食譜

🍵 紅鳳豆根紅茶湯

🫙 材料：紅鳳豆根50克，紅茶50克，蜂蜜30克。

🫙 做法：先將紅鳳豆根、紅茶入鍋加水800毫升，煎煮40分鐘，濾出
　　　 藥液，再調入蜂蜜食用。

🫙 功效：老年咳嗽。

馬鈴薯

　　馬鈴薯是茄科茄屬植物，是一種糧食兼用型的蔬菜，與稻、麥、玉米、高粱一起被稱為全球五大農作物，原產地是海拔3000多公尺的南美高地。馬鈴薯營養成分齊全，而且易為人體消化吸收，在歐美享有「第二麵包」的稱號。

👨‍🍳 營養價值

　　馬鈴薯所含澱粉、蛋白質、維生素C極為豐富，而其所含的營養成分中澱粉含量居第一位。另外，它還含有脂肪、粗纖維、鉀、鈣等。馬鈴薯含有的營養比穀類食物、蘋果等都優，而且含有的蛋白質為完全蛋白，營養易被人體吸收。

👨‍🍳 保健功效

　　中醫認為，馬鈴薯性味甘平，具有和胃調中、益氣健脾、強身益腎、消炎、活血消腫等功效。

　　現代醫學認為，馬鈴薯富含粗纖維，可促進胃腸蠕動，加速膽固

醇在腸道內的代謝，具有通便和降低膽固醇的作用，可以治療習慣性便秘和預防血膽固醇增高。

馬鈴薯澱粉在人體內被緩慢吸收，不會導致血糖過高，可用作糖尿病患者的食療佳品。馬鈴薯熱能低，並含有多種維生素和微量元素，是理想的減肥食品。

馬鈴薯含鉀量高，適量食用可使中風機會下降。

馬鈴薯對消化不良也有特效，是胃病和心臟病患者的良藥及優質保健食品。

🍳 飲食宜忌

宜：一般人都可食用，尤其適合減肥者。

忌：吃馬鈴薯要特別注意，不要吃發了芽的馬鈴薯，它會使人出現嘔吐、噁心、腹痛、頭暈等中毒症狀，嚴重者甚至會死亡。如果發現馬鈴薯有芽眼，就不要吃了，否則會危害健康。

🍲 健康食譜

☕ 羅宋湯

📋 材料：馬鈴薯200克，牛肉250克，胡蘿蔔、番茄、洋蔥各100克，蛋2個。

📋 做法：先將馬鈴薯、胡蘿蔔、番茄、洋蔥分別去皮洗淨，並切成小塊；牛肉也洗淨切塊，然後全部放入鍋中加水煮，待湯熬濃時，放入蛋煮好即可。

📋 功效：消食開胃、補氣補血、強筋壯體，對慢性胃炎、疲勞、痛風等療效明顯。

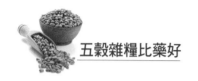

山藥

　　山藥又稱薯蕷、薯藥、長薯，為薯蕷科多年生纏繞草本植物的塊莖。山藥中又以淮山藥為最，為食藥兩用蔬菜，是一種具有高營養價值的健康食品。淮山藥是一種保健蔬菜，又名淮參、薯蕷，外國人稱其為「中國人參」。

營養價值

　　山藥含水分75％左右，碳水化合物14.4％～19.9％、蛋白質1.5％～2.2％，脂肪0.1％～0.2％，碳水化合物以澱粉為主。山藥中的黏性物質是由甘露聚糖與球蛋白結合而成的黏蛋白。山藥中含多種酶，尤其是澱粉酶含量較高。現代研究認為，山藥除了蔬菜中的一般營養外，還含有豐富的保健因數，如山藥素、尿囊素、皂苷、膽鹼及8種人體必需的氨基酸和礦物質。

保健功效

　　山藥營養價值很高，它含有人體需要的多種氨基酸、維生素C和黏液質，對人體有很好的滋養補益作用。所含的澱粉酶可幫助消化，增進食欲。

　　據現代藥理研究表明，山藥對實驗性動物糖尿病有預防作用，並有降血糖作用；有誘生干擾素，增加機體免疫功能，改善冠狀動脈和微循環血流等作用，並能祛痰、鎮咳、平喘。

　　山藥還是病後康復食補佳品。山藥含脂肪較少，幾乎為零，而且所含的黏蛋白能預防心血管系統的脂肪沉積，阻止動脈過早發生硬化；可增加人體T淋巴細胞，增強免疫功能，延緩細胞衰老。所以「常

服山藥延年益壽」的說法是科學的。山藥中的黏液多糖物質與無機鹽類相結合，可以形成骨質，使軟骨具有一定彈性；此外，山藥還有很好的減肥健美功用。

飲食宜忌

宜：一般人都可食用。食用山藥時應先去皮，以免產生麻、刺等異常口感。

忌：有便秘和腹脹症狀者忌食。

健康食譜

山藥紅棗粥

材料：山藥100克，白米100克，紅棗適量。

做法：洗淨山藥，去皮切片，將其搗成糊。洗淨紅棗，浸泡在溫水中，撈出後去核。淘淨白米，然後將紅棗與白米一起放入鍋中煮成粥。稠粥將成時，把山藥糊調入攪勻即可。

功效：健脾補血，降壓益氣，對貧血、高血壓、慢性腸炎、腹瀉等有益。

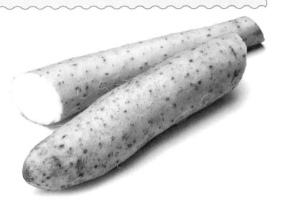

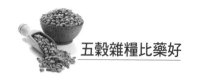
紅薯

　　紅薯，又名白薯、甘薯、番薯、山芋、地瓜等。它味道甜美，營養豐富，又易於消化，可供給大量的熱量，有的地區還將它作為主食，有「土人參」的美譽。

營養價值

　　紅薯含有糖類、蛋白質、脂肪、胡蘿蔔素、維生素C、維生素B_1、維生素B_2、煙酸、鈣、磷、鐵等。

保健功效

　　紅薯含有大量的膳食纖維，在腸道內無法被消化吸收，能刺激腸道，增強蠕動，通便排毒，尤其對老年性便秘有較好的療效。

　　《本草綱目》記載，紅薯有「補虛乏，益氣力，健脾胃，強腎陰」的功效。

　　《金薯傳習錄》說它有6種藥用價值：治痢疾和瀉泄；治酒積和熱瀉；治濕熱和黃疸；治遺精和白濁；治血虛和月經失調；治小兒疳積。

　　《陸川本草》說，紅薯能生津止渴，治熱病口渴。實際上紅薯也是一種理想的減肥食品。

飲食宜忌

　　宜：適宜脾胃氣虛、營養不良、習慣性便秘、慢性肝病和腎病及癌症等患者食用。紅薯和米麵搭配著吃，並配以鹹菜或喝點菜湯可避免紅薯引起的燒心。

　　忌：紅薯含有氣化酶，一次吃得過多會發生燒心、吐酸水、肚脹排氣等現象。食用涼的紅薯也可致上腹部不適。胃腸疾病及糖尿病等

患者忌食紅薯。

 健康食譜

 拔絲紅薯

🍲 材料：紅薯500克，熟芝麻25克，植物油500克，白糖150克。

🍲 做法：

1. 將紅薯去皮，切成大小適中的塊。用七成熱的油把紅薯塊炸至淺黃，待紅薯熟後撈出備用。

2. 用100克清水煮白糖，並用勺子不斷攪動。待白糖起泡，把炸好的紅薯塊放入，翻炒均勻，使糖花均勻地掛在紅薯塊上。然後取芝麻撒在紅薯上，迅速裝盤即可。

🍲 功效：紅薯富含膳食纖維，此菜可促進腸道蠕動，防止便秘，預防腸炎。

芋頭

　　芋頭又稱芋艿、芋奶、芋鬼和香芋等，為天南星科多年生草本植物芋的地下球質球莖。它煮、炒皆宜，亦可作主食充饑，並且是一味良藥。因其口感細軟、綿甜香糯而享有盛名。

營養價值

　　芋頭的營養價值很高，塊莖中的澱粉含量達70％，既可當糧食，又可作蔬菜，是老幼皆宜的滋補品，秋補素食一寶。芋頭還富含蛋白質、鈣、磷、鐵、鉀、鎂、鈉、胡蘿蔔素、煙酸、維生素C、維生素

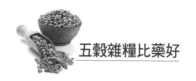

B_1、維生素B_2、皂角苷等多種成分。

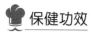 **保健功效**

芋頭性平，味甘、辛，有小毒。其能益脾胃，調中氣，化痰散結，可治少食乏力、瘰鬁結核、久痢便血、癰毒等病症。

芋頭所含的礦物質中，氟的含量較高，具有潔齒防齲、保護牙齒的作用。

芋頭中含有多種微量元素，能增強人體的免疫功能，可作為防治癌瘤的常用藥膳主食。在癌症手術或術後放療、化療及其康復的過程中，有較好的輔助作用。

飲食宜忌

宜：一般人都可食用，比較適宜淋巴結腫大、瘰鬁、齲齒、便秘、癌症、婦女乳腺增生等患者食用。芋頭必須熟透食用，生芋汁可能引起皮膚過敏等症狀，若出現過敏症狀，可用生薑擦拭。

忌：腹中脹滿及糖尿病患者應當少食或忌食。

健康食譜

芋頭丸

材料：生芋頭1000克，陳海蟹100克，荸薺100克。

做法：將生芋頭曬乾後磨成粉末。去掉陳海蟹鹽分，然後與荸薺一起洗淨，放入鍋中加水煮，待荸薺和陳海蟹煮得爛熟後去渣，然後加芋頭粉末製成丸子狀即可。

功效：解毒消腫，化痰去熱，對治療癌症等有一定的功效。

蒟蒻

蒟蒻又名鬼頭、鬼芋，它的材料是一種芋頭，這種芋頭是多年生的草本植物。它含有大量甘露糖苷、維生素、植物纖維及黏蛋白，具有奇特的保健作用和醫療效果，被人們譽為「魔力食品」。同時，它又具有神奇的藥用價值，被稱為「胃腸清道夫」。

營養價值

每100克蒟蒻精品含葡萄甘露聚糖79.37克，蛋白質1.64克，灰分3.85克，鈣48毫克，磷57毫克，鐵4.06毫克；並含鋅、銅、錳等礦物質和各種必需微量元素11種、生物鹼、樺木酸、β-谷甾醇、豆甾醇、羽扇醇、蜂花烷、β-谷甾醇棕櫚酸酯、葡萄糖、半乳糖、甲基戊糖、木糖以及胡蘿蔔素、硫胺素、核黃素、抗壞血酸等。

保健功效

蒟蒻具有降血脂、降血糖、解毒消腫、抑菌、抗炎、化痰、散結、行瘀等功能，對肥胖、便秘、飽脹、肺寒、高血脂、高血壓、冠心病、動脈硬化、糖尿病等都有較好或特殊療效。經科研人員研究發現，蒟蒻對防治結腸癌、乳腺癌有特效，還可防治食道癌、腦瘤。

飲食宜忌

宜：一般人都可食用，尤其適合糖尿病患者和肥胖者食用。

忌：生蒟蒻有毒，必須煎煮3小時以上才可食用，每次不宜多吃，以80克左右為宜。痼疾者忌食蒟蒻；食蒟蒻傷胎，孕婦也應忌食。

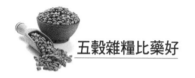

 健康食譜

 蒟蒻豆腐

🥢 材料：蒟蒻片500克，大米250克。

🥢 做法：

1. 蒟蒻片和大米浸在水中，浸時多換水清除殘毒，待發脹後，再用石磨磨成漿，放入鍋內煮熟，即成蒟蒻豆腐。

2. 芋漿在鍋中加熱時，應用木棍不斷攪拌，待完全煮熟，即鏟起放入篩籮攤晾，攤晾厚度不超過2.5～3公分。

3. 攤晾後，用刀切成塊狀，置水中浸泡數天，並常換水，待水沒有怪味時，即可食用。芋片膨脹係數為20～30倍，所以煮時鍋內應放足水。

🥢 功效：此菜有減少體內膽固醇積累的作用，對防治高血壓、動脈硬化有重要意義。

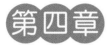

第四章

堅果、乾果：
營養加分，珍果為益

堅果、乾果一般不作為主食食用，但習慣上還是將其歸入雜糧一類。堅果、乾果類雖不是三餐飲食結構中的必需，但因其營養豐富，所以在人體健康拼圖上仍佔據了重要位置。比起其他雜糧，堅果、乾果類最大的特點是含有大量不飽和脂肪酸，對心腦血管保護及抗衰老非常有益，可謂真正的健康零食。

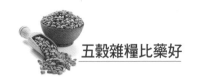

榛子

　　榛子，又稱山板栗、尖栗、錘子等。它形似栗子，外殼堅硬，果仁肥白而圓，有香氣，含油脂量很大，吃起來特別香美，餘味綿綿，因此成為最受人們歡迎的堅果類食品，有「堅果之王」的稱號。

🧑‍🍳 營養價值

　　榛子營養豐富，除含有蛋白質、脂肪、糖類外，胡蘿蔔素、B族維生素的含量也很豐富；榛子中人體所需的8種氨基酸樣樣俱全，且含量遠遠高過核桃；其鈣、磷、鐵的含量也高於其他堅果。

🧑‍🍳 保健功效

　　榛子富含油脂，有利於脂溶性維生素在人體內的吸收，對體弱、病後體虛、易饑餓的人都有很好的補養作用；榛子有天然香氣，有開胃之功；榛子裡包含抗癌化學成分——紫杉酚。中醫認為，榛子性平，味甘，入脾，開胃，滋養氣血，明目。主治不欲飲食、體倦乏力、形體消瘦、肢體疲軟、病後體虛、視物不明等病症，並對消渴、盜汗、夜尿頻多等肺腎不足之症頗有益處。

🧑‍🍳 飲食宜忌

　　宜：一般人都可食用，也是癌症、糖尿病患者適合食用的補品。

　　忌：榛子含有豐富的油脂，因此，膽功能嚴重不良者應慎食。另外，存放時間較長的榛子也不宜食用，發黑的榛子也要忌食。脾胃虛弱、消化不良或患有風濕病的人也不宜食用。

健康食譜

榛子山藥飲

- **材料**：榛子60克，山藥50克，黨參12克，陳皮10克。
- **做法**：榛子去皮殼洗淨，山藥洗淨去皮切小塊，黨參、陳皮加水500毫升，文火煮30分鐘，去渣取汁。以藥汁煮榛子肉、山藥塊，小火熬熟。
- **功效**：本飲品具有健脾益胃、強身健體的功效，對於病後體虛、食少疲乏者有良好的補益作用。

板栗

板栗又稱毛栗、栗子、瑰栗、風栗，為殼頭科木本植物栗子的種仁。有「乾果之王」的美譽，在國外，它還被稱為「人參果」。研究發現，板栗對腎臟有著很強的滋補功能，故又被稱為「腎之果」。

營養價值

據科學實驗證實，栗子的營養豐富。果實中糖和澱粉的含量高達70.1％，此外，還含有脂肪、鈣、磷、鐵和多種維生素，特別是維生素C、B族維生素和胡蘿蔔素的含量較一般乾果高。

保健功效

栗子的藥用價值頗高。南梁陶弘景說其能「益氣，厚腸胃，補腎氣」。《本草綱目》則稱其可「治腎虛，腰腳無力」，「以袋盛生栗懸乾。每日吃十餘顆，次吃豬腎粥助之，久必強健」。

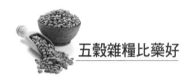

五穀雜糧比藥好

中醫認為栗子味甘性溫，無毒，入脾、胃、腎三經，能補脾健腎、補腎強筋、活血止血，適用於脾胃虛寒引起的慢性腹瀉，腎虛所致的腰酸膝軟、腰肢不遂、小便頻數以及金瘡、折傷腫痛等症。因而，腎虛者不妨多吃栗子。

栗子粥既能與粳米一起健運脾胃，增進食欲，又能補腎強筋骨。

板栗含有核黃素（維生素B_2），常吃對日久難癒的小兒口舌生瘡和成人口腔潰瘍有益。

飲食宜忌

宜：一般人都可食用，尤其適宜身體虛弱、腰酸腿痛、小便頻數、內寒泄瀉、支氣管哮喘等患者食用，也很適宜老年人食用。

忌：板栗生吃難消化，熱食又易滯氣，所以，一次不宜多食。因板栗含糖分高，糖尿病患者當少食或不食；消化不良或患有風濕病的人不宜食用。

健康食譜

板栗燒雞

材料：童子雞1500克，栗子300克，豬肉100克，香菇少許，薑、蔥、精鹽、味精、黃酒各少許。

做法：

1. 把雞洗淨。豬肉洗淨，切成2公分見方的小塊，放入沸水鍋內煮約半分鐘，撈起瀝去水。

2. 用刀將栗子外殼劃破成十字形後，放入沸水鍋滾約20分鐘，剝去殼和衣膜後，再用沸水焯約1分鐘撈起。

3.取燉盅1個，按順序放入豬肉、去蒂洗淨的香菇、雞、薑片、精鹽、味精、黃酒和開水1500毫升，用中火燉約90分鐘至軟爛，去掉薑、蔥，撇去浮沫，再用中火燉30分鐘即成。

🥫 功效：適合體質較弱者食用，可養胃、補腎、強筋、活血。

核桃

核桃又名胡桃，在國際市場上它與扁桃、腰果、榛子併列為世界四大乾果。在國外稱其為「大力士食品」、「營養豐富的堅果」、「益智果」；在國內則享有「萬歲子」、「長壽果」、「養人之寶」的美稱。

👨‍🍳 營養價值

核桃含有蛋白質、脂肪、糖類、鈣、磷、鐵、鉀、鉻、鎂、鋅、錳、胡蘿蔔素、維生素B_1、維生素B_2、煙酸、維生素E等營養成分，是一種營養豐富的滋補品。

👨‍🍳 保健功效

核桃性溫，味甘，具有補腎固精、溫肺定喘、補腦益智、養血益氣、潤腸通便、排出結石之功效。

現代醫學研究認為，核桃中的磷脂，對腦神經有良好的保健作用。

它所含豐富的維生素E及B族維生素等，能幫助清除氧自由基，且可補腦益智、增強記憶力、抗衰老。

現代研究還表明，核桃含脂肪高達63％，且核桃油中含有大量不飽和脂肪酸，能降低膽固醇，對防治高血壓、冠心病和動脈硬化症很

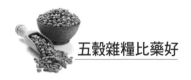
有好處。

核桃所含鉻、鎂、鋅、錳等微量元素對保護心腦血管很有益。

核桃所含萘醌化合物和維生素E等，又是良好的抗癌物質，能預防多種癌症。

核桃所含丙酮酸能阻止膽結石的形成，並可幫助排出膽結石。

 飲食宜忌

宜：核桃適宜久咳久喘、慢性氣管炎、支氣管哮喘、神經衰弱、肺心病、肺氣腫、陽痿、遺精、腰腿酸痛無力、耳鳴眼花、腸燥便秘、尿道結石、膽結石、高血壓、冠心病、動脈硬化、老人虛弱、婦人臟躁及產後虛弱等患者食用。糖尿病患者也可適量食用。

忌：核桃性溫，凡陰虛火旺、鼻出血、咯血等患者忌食；又因它能滑腸通便，故便溏腹瀉者也應忌食。因核桃含有較多的脂肪，所以一次不宜吃得太多，否則會影響消化，應以每次20克為宜。

 健康食譜

☕ 核桃粥

🏺 材料：核桃2個，紅棗6枚，糯米50克，黃豆、花生米各少許，冰糖少許。

🏺 做法：

1.把所有材料洗淨，溫水浸泡半小時。

2.糯米入鍋，加清水煮開，加入碎核桃仁、去核的紅棗和黃豆、花生米熬至熟爛，加少許冰糖調味即可。

🏺 功效：此粥易消化、易吸收，核桃能改善孩子遺尿症狀。

松子

松子又名羅松子、海松子、紅松果等。人們一直把它視為「長壽果」、「堅果中的精品」，對它異常喜愛。唐代的《海藥本草》中有這樣的記載：「海松子間胃腸，久服輕身，延年益壽。」

營養價值

每100克松子中含蛋白質16.7克，脂肪63.5克，碳水化合物9.8克，粗纖維4.6克，灰分2.7克，鈣78毫克，磷236毫克，鐵6.7毫克。其脂肪大部分為油酸和亞油酸等不飽和脂肪酸，並含掌葉防己鹼、揮發油等。

保健功效

中醫認為，松子仁具有強陽補骨、和血美膚、潤肺止咳、潤腸通便的功效。現代醫學認為，松子中的磷和錳含量豐富，對大腦和神經有補益作用，是學生和腦力勞動者的健腦佳品，對阿茲海默症也有很好的預防作用。

松子中的脂肪成分是油酸、亞油酸等不飽和脂肪酸，有很好的軟化血管作用，是中老年人保護血管的理想食物。

松子含有豐富的油脂，能潤腸通便，並有很好的潤膚美容功效，能延緩衰老；經常食用松子有強身健體、提高人體抗病能力、增進性欲、使體重增加等作用。

飲食宜忌

宜：一般人都可食用，老年人和腦力工作者最宜食用。

忌：存放時間較長的松子會產生油耗味，不宜食用。有嚴重腹

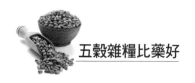
瀉、脾虛、腎虛、濕痰的人要少吃松子。

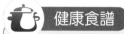 健康食譜

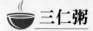 三仁粥

🏺 材料：柏子仁25克，松子仁20克，郁李仁25克，白米100克。

🏺 做法：先打碎郁李仁，然後放入鍋中加水煮，約20分鐘後取汁備
用。白米淘淨與打碎的柏子仁、松子仁一起放入鍋中，加
郁李仁汁和適量的水煮，粥稠即可。

🏺 功效：安神養心，通便潤腸。

杏仁

　　杏仁是一種營養素密集型堅果，含有豐富的營養元素。杏仁中富
含的維生素E在希臘語中是「小孩新生」的意思，因此，羅馬人喜歡向
新婚夫婦撒杏仁，寄予美好的願望。它有苦杏仁和甜杏仁兩種。甜杏
仁既可作為休閒小吃，又可做涼菜；苦杏仁一般用來入藥。

👨‍🍳 營養價值

　　苦杏仁含氰苷（苦杏仁苷），經酶水解，產生氫氰酸、甲醛及葡
萄糖，此外尚含酶和脂肪油。甜杏仁含有苦杏仁苷、脂肪油、糖分、
蛋白質、樹脂、扁豆苷、杏仁油。

👨‍🍳 保健功效

　　現代醫學認為，苦杏仁能止咳平喘，潤腸通便，可治療肺病、咳

嗽等疾病。

甜杏仁和日常吃的乾果大杏仁偏滋潤，有一定的補肺作用；能降低人體內膽固醇含量，及降低心臟病和很多慢性疾病的發病危險。

杏仁還有美容功效，能促進皮膚微循環，使皮膚紅潤光澤，對骨骼生長有利；其所含的脂肪幾乎都是不飽和脂肪酸，能祛除膽固醇，預防動脈硬化。

中醫臨床常將其作為中藥用，能潤肺止咳，可治療咳嗽、氣喘、痰多等症，對乾性、虛性咳嗽尤其有效。

 飲食宜忌

宜：一般人都可食用，尤其適合有呼吸系統疾病的人。癌症患者及術後放療、化療的人也適宜食用。

忌：苦杏仁有毒，不可生食。杏雖好吃，但不可吃得過多，因其所含的苦杏仁苷的代謝產物會導致組織細胞窒息，嚴重者會抑制神經中樞，導致呼吸麻痹，甚至死亡。產婦、幼兒，特別是糖尿病患者不宜吃。

 健康食譜

杏仁雪梨湯

🍵 材料：南杏仁、北杏仁各10克，雪梨1個，白糖30克。

🍵 做法：

　　1.先將南、北杏仁用水稍浸去皮；雪梨去皮和核，切成四塊。

　　2.燉盅內注入200毫升清水，放入南北杏仁、雪梨和適量白糖，加蓋隔水燉1小時，即可食用。

🍵 功效：此湯有潤肺化痰、清熱生津的功效。

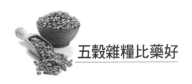

腰果

　　腰果又名雞腰果、介壽果，因其堅果呈腎形而得名。腰果果實成熟時香飄四溢，甘甜如蜜，清脆可口，為四大乾果之一。它還是一種有益女性豐胸的食品。

營養價值

　　腰果的果仁不僅含脂肪、蛋白質、澱粉、糖及少量礦物質鈣、鎂、鉀、鐵、磷，還含有維生素A、維生素B_1、維生素B_2、維生素B_6、維生素E和亞麻油酸、不飽和脂肪酸等。

保健功效

　　腰果富含蛋白質、脂肪、維生素A、B族維生素等利胸益乳的成分，不僅有助於雌激素分泌，使乳腺管日益增長，對乳房發育有著重要作用，且對產後婦女乳汁分泌不足也有一定功效。

　　腰果中含有大量的蛋白酶抑制劑，能控制癌症病情。

　　腰果中維生素B_1的含量僅次於芝麻和花生，有補充體力、消除疲勞的效果，適合易疲倦的人食用。

　　腰果中的某些維生素和微量元素成分有很好的軟化血管作用，對保護血管、防治心血管疾病大有益處。

　　腰果含豐富的維生素A，是優良的抗氧化劑，能使皮膚有光澤，氣色變好。

　　腰果含有豐富的油脂，可潤腸通便，潤膚美容，延緩衰老。

　　常食腰果可提高人體抗病能力，增進性欲，使體重增加。

飲食宜忌

宜：腰果是老少皆宜的食物，尤其適合產後乳汁分泌不足的產婦、皮膚乾燥及容易疲勞的人食用。

忌：因腰果含油脂豐富，故不適合膽功能嚴重不良者食用。哮喘病患者應慎食腰果。對魚、蝦食物均過敏的人，也極有可能對腰果過敏。腰果含有多種致敏原，有過敏體質的人吃了腰果常會引起過敏反應，嚴重的吃一兩粒腰果就會引起過敏性休克，如不及時搶救，往往發生不良的後果。為了防止產生上述現象，沒有吃過腰果的人不要多吃，可先吃一兩粒後停十幾分鐘，如果不出現嘴內刺癢、流口水、打噴嚏便可再吃。

健康食譜

🍲 腰果蝦仁

🫙 材料：蝦仁200克，腰果250克，雞蛋清少許，高湯50毫升，沙拉油適量，蔥、薑少許，澱粉適量。

🫙 做法：

1. 把蝦仁洗乾淨，瀝乾水分，加少許精鹽，再加少許蔥、薑、雞蛋清、乾澱粉，拌勻。

2. 腰果下油鍋，炒至淡黃色時出鍋。

3. 將已經調好的蝦仁倒入四成熱的油鍋，用鍋鏟輕輕將蝦仁分開，起鍋。

4. 鍋底放少許沙拉油，燒沸，倒入高湯，放少許味精、精鹽、濕澱粉，做成芡汁，再倒入腰果、蝦仁炒勻，起鍋裝盤，即成。

🫙 功效：可潤腸通便，並有很好的潤膚美容功效，能延緩衰老。

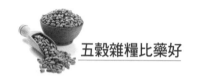

枸杞

枸杞又名地骨子、杞子、甘杞子，為茄科植物枸杞的乾燥成熟果實，屬於木本植物，漿果呈鮮紅色，形似紡錘，更似紅瑪瑙墜。它還是一種名貴的中藥，營養成分十分豐富，並有很高的藥用價值。

🧑‍🍳 營養價值

枸杞營養成分十分豐富，不僅含鐵、磷、鈣等物質，還含有大量糖、脂肪、蛋白質及氨基酸、多糖色素，以及維生素、甾醇、苷類等。

🧑‍🍳 保健功效

枸杞有潤肺清肝、滋腎、益氣、生精、助陽、祛風、明目、強筋骨的功能。

《本草綱目》記載枸杞的功能為「滋肝補腎，益精明目」。主治虛勞腎虧，腰膝酸痛，眩暈耳鳴，內熱消渴，血虛萎黃，目昏不明。正如《本草匯言》記載：「枸杞能使氣可充，血可補，陽可生，陰可長，風濕怯，有十全之妙用焉。」

現代藥理對枸杞果實做了更深入的研究，認為其有提高人體免疫力的功能；能抗突變，延緩衰老；抗腫瘤，降低血脂，降低膽固醇；抗疲勞，明目；保護肝臟。

🧑‍🍳 飲食宜忌

宜：一般人都可食用。健康的成年人每天吃20克左右的枸杞比較合適，如果想有治療的效果，每天最好吃30克左右。

忌：脾虛泄瀉、外邪實熱的人忌食。

健康食譜

🍲 枸杞鵪鶉

🍶 材料：鵪鶉3隻，銀耳50克，枸杞50克，鹽、味精、黃酒、薑、高湯各適量。

🍶 做法：

1. 鵪鶉洗淨剁成小塊，入沸水中焯透，撈出過涼控水，放在碗中。

2. 銀耳、枸杞洗淨，入清水中浸泡15分鐘，撈出放在鵪鶉上，放上薑片。

3. 鍋內加適量高湯燒開，加上鹽、味精、少量黃酒拌勻，澆在鵪鶉上，再把碗放進蒸籠蒸20分鐘，取出即可。

🍶 功效：有健腦明目之功效。

大棗

大棗又名紅棗、乾棗、棗子，為鼠李科落葉灌木或喬木棗樹的成熟果實。自古以來就被列為「五果」（桃、李、梅、杏、棗）之一。大棗最突出的特點是維生素含量高，據國外的一項臨床研究顯示，連續吃大棗的患者，健康恢復比單純吃維生素藥劑者快3倍以上。因此，大棗就有了「天然維生素C丸」的美譽。

👨‍🍳 營養價值

每100克鮮棗含維生素C高達400毫克，為橘子的8倍以上，是香蕉

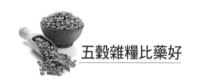

的50～100倍，梨的75～100倍，蘋果的50倍以上，故大棗被稱為「天然維生素C丸」。大棗中還含有谷氨酸、賴氨酸、精氨酸等14種氨基酸；蘋果酸、酒石酸等6種有機酸；並含有36種微量元素。

保健功效

大棗性平，味甘。其具有補中益氣、養血安神、健脾和胃之功效，是滋補陰虛的良藥。

乾棗含糖量很高，對促進小兒生長和智力發育很有好處；所含鈣、鐵對防治老年性骨質疏鬆症和貧血十分有益；所含維生素P能降低血清膽固醇和甘油三酯，有利於防治高血壓、動脈硬化、冠心病和中風。

大棗所含環磷酸腺苷、維生素C、維生素P等，既能防治心血管疾病，又能防癌抗癌，大棗所含達瑪烷皂苷具有抗疲勞的作用。常食大棗可收到增加肌力、調和氣血、健體美容和抗衰老之功效。

飲食宜忌

宜：凡氣血不足、脾胃虛弱、營養不良、心慌失眠、貧血、肝病、白血球或血小板減少、心血管疾病、免疫力低下、癌症患者，均適宜食用大棗。

忌：凡痰濕偏盛、濕熱內盛、腹部脹滿者忌食；因其糖分含量較高，所以糖尿病患者應當少食或者不食。腐爛的大棗在微生物的作用下會產生果酸和甲醇，人吃後會出現頭暈、視力障礙等中毒反應，嚴重者可危及生命，因此腐爛的大棗不宜吃。大棗也不宜與海蟹同吃，否則容易患寒熱病。

健康食譜

紅棗粥

🥣 材料：大棗30枚，泡好的米1杯，水5杯。

🥣 做法：

　　1.大棗去核洗淨，入沸水鍋中煮一下。

　　2.把泡好的米和煮過的大棗燙一下。

　　3.米放在平鍋裡，倒入適量的水後，用木勺邊攪邊熬。白米粥快熬

　　　好時，放入大棗攪拌，再熬一會兒，待粥變黏稠即成。

🥣 功效：補血，適用於缺鐵的女性。

蓮子

　　蓮子，又稱藕實、蓮實、睡蓮子等，為睡蓮科多年生水生草本植物蓮的成熟種子。它是常見的老少皆宜的滋補之品，有很好的滋補作用。

👨‍🍳 營養價值

　　蓮子富含蛋白質、脂肪、澱粉、碳水化合物、生物鹼、黃酮類化合物、維生素C、鉀、銅、錳、鈦、鈣、鐵等人體所需的多種營養素。

👨‍🍳 保健功效

　　蓮子中的鈣、磷和鉀含量非常豐富，是構成骨骼和牙齒的成分。豐富的磷還是細胞核蛋白的主要組成部分，可幫助機體進行蛋白質、脂肪、糖類代謝，並能維持酸鹼平衡，對精子的形成也有重要作用。

　　蓮子心可促進凝血，使某些酶活化，維持神經傳導性、肌肉的伸

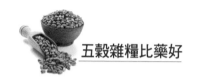

縮性和心跳的節律、毛細血管的滲透壓、體內酸鹼平衡，因而具有安神養心的作用。中老年人特別是腦力勞動者經常食用，可以健腦，增強記憶力，提高工作效率，並能預防阿茲海默症發生。

蓮子心味道極苦，有顯著的強心作用，能擴張外周血管，降低血壓。蓮子心還有祛心火的功效，可以治療口舌生瘡，並有助睡眠。

蓮子心性寒味苦，能清熱降火，降血壓，止汗，並能治盜汗、夢遺滑精。

飲食宜忌

宜：一般人都可食用，尤其適合食欲不振、驚悸失眠、腎虛遺精者食用。蓮子心味苦，研末後吞食較好。

忌：腹部脹滿與大便燥結者忌食蓮子；氣瘀腹脹、溺赤便秘、外感初起或病後熱未盡之時忌用。變黃發黴的蓮子不要食用。

健康食譜

蓮子甘草湯

材料：蓮子心2克，生甘草3克，冰糖10克。

做法：三者一起煮成湯。

用法：每日數次，當飲料食用。

功效：清心寧神，主治心火旺型心神不寧、煩躁心悸及虛證心悸。

葵花子

　　葵花子，又名天葵子、向日葵、向日花子、葵子，是向日葵的成熟種子。它不但可作為零食食用，還可作為製作糕點的材料。葵花子還含有大量的油脂，因此它也是一種重要的榨油材料。葵花子油近年來也深受營養學界的推崇。

營養價值

　　葵花子中含豐富的鐵、鋅、鉀、鎂等礦物質；所含的脂肪也相當高，且主要為不飽和脂肪酸，不含膽固醇；其維生素的含量也很高。

保健功效

　　中醫認為，葵花子性平，味甘，具有清濕熱、散滯氣、平肝降壓、益氣滋陰、通便驅蟲等功效。主治體虛便秘、頭昏耳鳴、白痢、癰腫、高血壓、蟯蟲病等症。

　　葵花子中豐富的鐵、鋅、鉀、鎂等礦物質具有防止發生貧血等疾病的作用，且含有大量的維生素A，讓人眼睛明亮。

　　葵花子是維生素B_1和維生素E的良好來源。據研究，每天吃一把葵花子就能滿足人體一天所需的維生素E。對穩定情緒、防止細胞衰老、預防成人疾病都有好處，對癌症、高血壓和神經衰弱等症狀有一定的預防作用。

飲食宜忌

　　宜：專家告誡，如果一次吃葵花子量太多，不僅會引起舌尖部腫痛、紅腫、起血泡等現象，還會影響消化，誘發腹痛，同時讓人產生

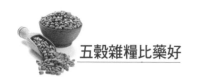
煩躁感。所以，一次吃葵花子的量最好以250克為上限。

　　忌：由於葵花子中含有一定的糖分，糖尿病患者應該儘量少吃，如果每天吃500克的葵花子，對血糖肯定會有影響，不利於糖尿病患者控制血糖。另外，患有肝炎的患者，最好不要嗑葵花子，因為它會損傷肝臟，引起肝硬化。

 健康食譜

 葵花子雞湯

　材料：葵花子仁120克，母雞1隻（去內臟）。

　做法：將葵花子仁、母雞洗淨，加水清燉至熟。

　功效：可治眩暈等病症。

花生

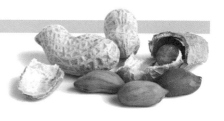

　　花生又名落花生、及地果、唐人豆，為蝶形花科植物花生的種子。因其善於滋養補益，有助於延年益壽，所以民間又稱其為「長生果」，並且和黃豆一起並稱「植物肉」、「素中之葷」。

營養價值

　　花生含有豐富的維生素、蛋白質、碳水化合物、脂肪、膳食纖維、水分、鈣、磷、鐵、胡蘿蔔素等，還含有少量的磷脂、生物鹼、普林等。

🧑‍🍳 保健功效

現代醫學證明，花生有止血作用。花生紅衣的止血作用比花生高出50倍，對多種出血性疾病都有良好的止血功效；花生能增強記憶，抗老化，延緩腦功能衰退，滋潤皮膚；花生中的不飽和脂肪酸有降低膽固醇的作用，可防治動脈硬化、高血壓和冠心病；花生中還含有一種生物活性很強的天然多酚類物質——白藜蘆醇。這種物質是腫瘤類疾病的化學預防劑，也是降低血小板聚集，預防和治療動脈粥樣硬化、心腦血管疾病的化學預防劑。中醫認為花生有扶正補虛、悅脾和胃、潤肺化痰、滋養調氣、利水消腫、止血生乳的作用。

🧑‍🍳 飲食宜忌

宜：一般人都可食用，特別是病後體虛、手術患者恢復期以及婦女孕期、產後進食花生更有補養效果。

忌：膽管病、膽囊切除者不宜食用。去殼花生和花生粉在溫濕條件下易被黃麴毒素污染而變質，花生黃麴毒素是一種較強的致肝癌物質，因此應注意花生的保存條件，不可食用黴爛花生。

🍲 花生山藥粥

- 材料：花生60克，山藥50克，白米150克，冰糖適量。
- 做法：先搗碎花生和山藥備用。白米淘淨，與花生、山藥一起放入鍋中加水煮粥，待粥快成時放冰糖調勻即可。
- 功效：潤肺養血，通乳益氣。

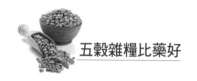

芝麻

　　芝麻又叫胡麻、脂麻、烏麻等，既可食用，又可做油料。古代養生學家陶弘景對它有著高度的評價：「入穀之中，以此為良。」它分為黑、白兩種。古人稱黑芝麻為仙藥，久服人不老。人們常吃的芝麻醬和香油就是芝麻製品。

營養價值

　　據科學分析：每100克黑芝麻中含蛋白質21.9克，脂肪61.7克，鈣564毫克，磷368毫克，鐵50毫克，還含有芝麻素、花生酸、芝麻酚、油酸、棕櫚酸、硬脂酸、甾醇、卵磷脂、維生素A、維生素D、維生素E及B族維生素等營養物質。

保健功效

　　現代營養學認為，芝麻對治療身體虛弱、早衰而導致的脫髮效果最好，對藥物性脫髮、某些疾病引起的脫髮也有一定的食療效果，常吃芝麻還能增加皮膚彈性；芝麻榨成油不但具有濃郁的香氣，可促進食欲，更有利於營養成分的吸收。其中含量僅有0.5%的芝麻素具有優異的抗氧化作用，可以保護心臟，延緩衰老，同時還有良好的抗癌功能。另外，芝麻醬中的鈣含量比蔬菜和豆類都高得多，僅次於蝦皮，經常食用對骨骼、牙齒的發育都大有益處；芝麻含有大量油脂，因此也有很好的潤腸通便作用。

　　黑芝麻所含的維生素E有助頭皮內血液循環，能促進頭髮的生命力，並對頭髮有滋潤作用，可防止頭髮乾燥和發脆。芝麻中富含的優質蛋白質、不飽和脂肪酸、鈣等營養物質均可養護頭髮，防止脫髮和

白髮，使頭髮保持烏黑靚麗。

　　黑芝麻富含油脂，用黑芝麻、蜂蜜各30克，拌勻，蒸熟食之，可治療早年白髮，或髮枯易落。用等量的黑芝麻與何首烏混合研成細末，加蜂蜜製成丸劑，早、晚各服9克，連服數月，對於因貧血、虛弱引起的脫髮或鬚髮早白，都有一定效果。

飲食宜忌

　　宜：一般人都可食用。

　　忌：黑芝麻雖有烏髮功效，但過猶不及，不宜大量攝取，最適合的食量是：春、夏二季，每天半小匙；秋、冬二季，每天一大匙，超過這個分量會引致脫髮。

健康食譜

🍵 芝麻首烏杞子丸

- 材料：黑芝麻、何首烏、枸杞各等份。
- 做法：把三味材料研末，煉蜜為丸，每丸10克重。
- 用法：每次服1～2丸，每日服2～3次，開水送下，空腹服。
- 功效：治療脫髮。

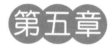

第五章

身體很多毛病
可吃五穀雜糧來緩解

最好的醫院是廚房，最好的藥材是食物，最好
的醫生是你自己。不要小看身邊的五穀雜糧，身
體的很多毛病都可通過吃五穀雜糧來緩解的。

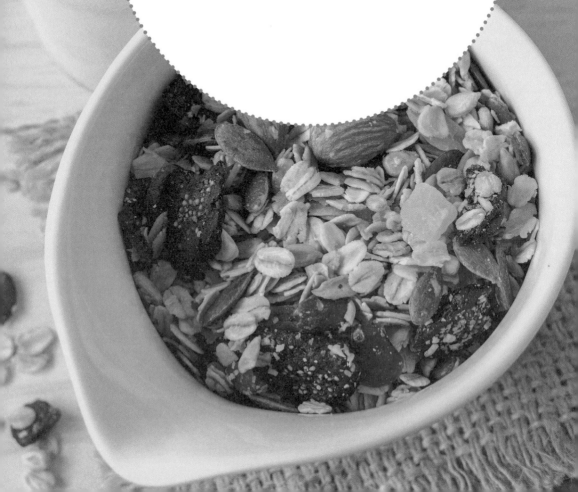

感冒

感冒的一般症狀多表現為頭痛、鼻塞、惡寒、流涕、發熱、全身酸痛等，感冒分普通感冒與流行性感冒，為四季常見病、多發病，尤以春、冬二季為多見。普通感冒常由細菌或病毒引起；流行性感冒則主要由病毒感染所致，並可傳染他人，造成流行。

中醫學認為，感冒多為風邪侵襲所致。但風邪一般並不單獨致病，而常與寒、熱、濕、暑相雜致病，因此感冒又分為風寒感冒、風熱感冒及暑濕感冒。

風寒感冒的臨床症狀為惡寒重，發熱輕，頭痛，無汗，鼻塞流涕，喉癢咳嗽，四肢酸痛，苔薄白而潤，脈浮。治宜辛溫解表，宣肺散寒。

風熱感冒的臨床症狀為發熱重，惡寒輕，咽紅腫痛，咳嗽痰黃，口乾欲飲，脈浮數。治宜辛涼解表，宣肺清熱。

暑濕感冒的臨床症狀為發熱較高，頭暈且漲，心中煩熱，身倦無汗，時有嘔惡，小便短黃，舌苔黃膩，脈濡數。治宜清暑解表。

五穀雜糧藥膳方劑

🍲 糯米方

- 🍲 材料：糯米50克，蔥白7根，生薑末6克。
- 🍲 做法：先將糯米煮成粥，起鍋前投入蔥、薑燜片刻。
- 🍲 用法：每日1次，食粥後蓋被靜臥。
- 🍲 功效：防治流行性感冒。

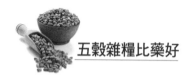

黃豆蔥白方

- 材料：黃豆10克，乾香菜6克，蔥白3根，白蘿蔔3片。
- 做法：鍋內水煎後，將黃豆、乾香菜、蔥白、白蘿蔔放入煮2～3分鐘即可。
- 用法：水煎溫服，每日1次，連服5～7日。
- 功效：防治風寒感冒。

綠豆冰糖方

- 材料：綠豆50克，綠茶5克，冰糖15克。
- 做法：將綠豆洗淨，搗碎，和茶葉、冰糖一起放入杯中，沸水沖泡，加蓋燜20分鐘，代茶飲用。
- 用法：隨意飲用。
- 功效：防治咽痛、熱咳。

咳嗽

　　咳嗽是常見病、多發病，很多疾病，如呼吸道感染、肺炎、咽喉炎、支氣管擴張等均可有咳嗽的症狀。治療方法以消炎止咳為主。

 五穀雜糧藥膳方劑

杏仁方

- 材料：甜杏仁適量。
- 做法：將甜杏仁炒熟，每日早、晚各嚼食7～10粒；或加適量白糖共搗爛，開水沖服。

用法：每日2次。

功效：防治肺病虛弱，老年咳嗽，乾咳無痰。

🍵 豆腐皮方

材料：豆腐皮50克，鹹橄欖20顆。

做法：將鹹橄欖、豆腐皮洗淨入鍋，水煎去渣飲服。

用法：每日2次。

功效：防治乾咳。

🍵 山藥茯苓包子方

材料：山藥、茯苓各100克，麵粉200克，白砂糖50克，豬油50克，果脯100克，鹼適量。

做法：先將山藥、茯苓研成細粉，共入碗中，加水適量調勻，蒸30分鐘後加入白糖、豬油、果脯，拌攪成餡，另取麵粉加水和鹼發酵，加入藥餡，做成包子，上蒸籠蒸熟即可。

用法：空腹當點心服用。

功效：防治肺虛咳嗽、遺精、健忘。

🍵 核桃生薑百合方

材料：核桃仁40克，生薑10克，百合30克，蜂蜜30克。

做法：核桃仁切碎末，生薑切碎末，百合洗淨切碎末，共入鍋內，加水500毫升，煎煮15分鐘，湯將盡時兌入蜂蜜翻炒幾次即成。

用法：食用，每日1劑。

功效：防治咳嗽。

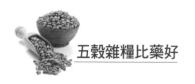
 花生仁紅棗白糖方

- 材料：花生仁100克，紅棗50克，白糖30克。
- 做法：將上述三味藥入鍋煮熟，裝盤即成。
- 用法：食用。
- 功效：防治咳嗽。

支氣管炎

　　支氣管炎有急性與慢性兩種，在中醫學裡屬於「咳嗽」範疇。急性支氣管炎多屬於外感咳嗽，是由於細菌和病毒感染，物理或化學因素以及過敏反應等因素所引起的支氣管黏膜的急性炎症，是一種常見的呼吸系統疾病。慢性支氣管炎多屬於內傷咳嗽，多由急性支氣管炎未能及時治療轉變而成，臨床以咳嗽、咯痰、喘息為主要症狀。

 五穀雜糧藥膳方劑

 紅糖豆腐方

- 材料：豆腐250克，紅糖100克，生薑10克。
- 做法：豆腐洗淨切塊，生薑洗淨切片，與紅糖齊入鍋，加水煮沸。
- 用法：每晚睡前吃豆腐飲湯，連服7日。
- 功效：防治慢性支氣管炎。

大米百合方

- 材料：大米50克，百合20克。

做法：將大米、百合洗淨入鍋，煮粥食用。

用法：隨意食用。

功效：防治慢性支氣管炎。

🍚 大米荸薺方

材料：大米100克，荸薺100克，鮮百合30克，蜂蜜適量。

做法：將大米、荸薺、鮮百合洗淨入鍋，加水煮成粥，然後調入蜂蜜服食。

用法：每日2次。

功效：防治咳嗽痰多、慢性支氣管炎。

🍚 大米白菜方

材料：大米100克，大白菜120克，大棗6～9枚，豆腐皮50克，精鹽、味精各適量。

做法：將大米、大白菜、豆腐皮、大棗分別洗淨入鍋，再放入適量精鹽、味精，煮粥服食。

用法：每日2次。

功效：防治慢性支氣管炎。

🍚 大米鳳梨方

材料：大米100克，鳳梨肉120克。

做法：將大米洗淨入鍋，放入鳳梨肉，煮粥服食。

用法：隨意食用。

功效：防治慢性支氣管炎、大便秘結等症。

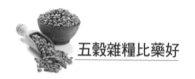

大米豆漿方

🥢 材料：大米100克，鮮豆漿500毫升，蜂蜜30克。

🥢 做法：將大米洗淨與鮮豆漿、蜂蜜同入鍋，加水煮粥服食。

🥢 用法：每日1次。

🥢 功效：防治慢性支氣管炎。

中暑

　　中暑是發生於夏季或高溫作業的一種急性病症，屬於中醫學「暑厥」、「暑風」、「閉證」的範圍。長時間受到烈日曝曬或氣溫過高是導致本病的主要因素。臨床表現輕者可見頭痛、頭暈、噁心、嘔吐等症狀，嚴重者可有突然昏迷、肢厥、面色蒼白、呼吸不勻、血壓降低、高熱、汗出等症狀。本病患者以老年人、身體虛弱者及長期臥床的患者與產婦為多見。

五穀雜糧藥膳方劑

綠豆酸梅方

🥢 材料：綠豆100克，酸梅50克。

🥢 做法：綠豆、酸梅水煎取汁，加入適量白糖令溶，候涼，代茶飲用。

🥢 用法：每日1次。

🥢 功效：防治暑熱煩躁、燥熱等症。

嘔吐

　　嘔吐是將食物及痰涎等胃內容物經口腔排出體外的一種病症。嘔吐是人體的保護性反應，而頻繁劇烈的嘔吐可引起水、電解質紊亂及營養障礙。嘔吐常見於西醫學中的神經性嘔吐、膽囊炎、胰腺炎、腎炎、幽門痙攣或梗阻以及某些急性傳染病等。

　　中醫學認為，嘔吐乃胃失和降、氣逆於上而致發，並有實證與虛證之分。實證多由外邪、飲食所傷，虛證多為脾胃功能減退所致。而二者又相互夾雜，實中有虛，虛中有實，故臨床多運用扶正祛邪的方法以期達到治療目的。

 五穀雜糧藥膳方劑

 米粉丸方

- 🥣 材料：小米粉50克，食鹽適量。
- 🥣 做法：將小米粉做丸如梧桐子大小，煮熟後每服8～10個，加少量食鹽吞服。
- 🥣 用法：每日2次。
- 🥣 功效：防治反胃嘔吐。

 豆腐方

- 🥣 材料：豆腐100克，精鹽、味精各適量。
- 🥣 做法：將豆腐洗淨切塊，加水煮20分鐘，用精鹽、味精調服。
- 🥣 用法：每日1次。
- 🥣 功效：防治噁心嘔吐。

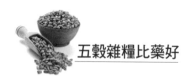

🍵 綠豆蘆根方

🥫 材料：綠豆100克，蘆根100克，生薑10克，紫蘇葉5克。

🥫 做法：先煎蘆根、生薑、紫蘇葉，去渣後，加入綠豆煮粥。

🥫 用法：每日1劑。

🥫 功效：防治濕熱嘔吐及熱病煩渴、小便赤澀等症。

🍵 山藥半夏方

🥫 材料：生山藥30克，清半夏30克，白砂糖25克。

🥫 做法：先將山藥焙乾研成細粉，另用半夏加水1000毫升，煎煮60
分鐘去渣，取藥液加入山藥粉、白砂糖，繼續小火煎煮，
至較稠時離火。

🥫 用法：稍溫，緩緩飲服。

🥫 功效：防治嘔吐、失眠。

吐血

　　吐血是指血自上消化道經口吐出或嘔出，由於炎症或潰瘍等原因導致器官黏膜破損、血管損傷而產生出血症狀。臨床表現為血色多為暗紅，並常夾雜食物殘渣，還可以表現為頭暈、眼花、神疲乏力、腹痛腹瀉、心跳過速、面色蒼白、出冷汗等症狀。

🍲 五穀雜糧藥膳方劑

🍵 芝麻莖葉方

🥫 材料：鮮芝麻莖葉100克，白糖30克。

🏺 做法：將芝麻莖葉洗淨切碎，與白糖一同放入茶壺中，以沸水沖
泡，代茶飲用。

🏺 用法：每日2劑。

🏺 功效：防治頭暈、眼花。

🍵 紅糖豆腐方

🏺 材料：豆腐500克，紅糖100克。

🏺 做法：將豆腐洗淨切塊加水煮沸，放入紅糖食用。

🏺 用法：每日1劑。

🏺 功效：防治胃出血及白濁。

🍵 薏米方

🏺 材料：薏米120克，醋250毫升。

🏺 做法：將薏米洗淨入鍋，加入醋，文火燒成濃汁，分次服完。

🏺 用法：每日1次。

🏺 功效：清熱解毒，利濕排膿。

腹瀉

　　腹瀉又稱泄瀉，是由於脾胃功能障礙，脾虛濕盛，傳導失常而致的一種常見疾患。腹瀉是指排便次數增多，糞便稀薄或伴有黏液、膿血、未消化食物等。有急性腹瀉與慢性腹瀉之分。

　　急性腹瀉起病急，病程一般在2個月以內，常由急性腸道傳染病、食物中毒、胃腸功能紊亂及飲食不當所致。慢性腹瀉則起病緩慢，常反

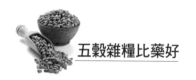 五穀雜糧比藥好

復發作，病程在2個月以內，常由胃部疾病如慢性萎縮性胃炎致胃酸缺乏、慢性腸道感染、慢性腸道疾病、肝與膽及胰腺病變、內分泌及代謝性疾病、神經功能紊亂等引起。腹瀉嚴重者可造成胃腸分泌液的大量流失，產生水與電解質平衡紊亂及營養物質缺乏所帶來的各種後果。

 五穀雜糧藥膳方劑

🍜 芋頭方

- 📋 材料：去皮芋頭15克，蘿蔔30克，大蒜10克，紅糖適量。
- 📋 做法：將芋頭、蘿蔔、大蒜洗淨入鍋，加水煎湯，將熟時加入適量紅糖服用。
- 📋 用法：每日1劑，連服3天。
- 📋 功效：防治腹瀉。

🍜 竹筍白米方

- 📋 材料：白米150克，鮮竹筍適量。
- 📋 做法：將白米、竹筍洗淨同入鍋，加水煮粥，做主食吃。
- 📋 用法：每日1次。
- 📋 功效：防治久瀉久痢。

🍜 糯米栗子方

- 📋 材料：糯米60克，栗子15個。
- 📋 做法：將糯米、栗子洗淨入鍋，加水煮粥食用。
- 📋 用法：每日1次，連服5～7日。
- 📋 功效：防治脾虛泄瀉。

🍵 荷葉白米方

🗊 材料：鮮荷葉半張，白米100克。

🗊 做法：先將荷葉切碎，煎水，去渣，加入白米煮粥服食。

🗊 用法：每日1次。

🗊 功效：防治暑熱泄瀉。

🍵 糯米蓮子方

🗊 材料：糯米50克，蓮子6克，大棗5枚，淮山藥20克。

🗊 做法：將糯米、蓮子、大棗、淮山藥洗淨入鍋，加水煮粥食用。

🗊 用法：每日1次，連服3～5日。

🗊 功效：防治脾虛泄瀉。

🍵 山藥大棗方

🗊 材料：鮮山藥200克，大棗肉400克，鮮扁豆60克，陳皮絲5克。

🗊 做法：將山藥洗淨，去皮，切片，再將棗肉、扁豆切碎，然後加入
　　　　陳皮絲，和勻，隔水清蒸成糕。

🗊 用法：每日清晨空腹食用60克。

🗊 功效：防治脾虛久泄。

🍵 綠豆車前草方

🗊 材料：綠豆50克，車前草20克。

🗊 做法：將綠豆、車前草洗淨後加水煎湯，去渣飲汁。

🗊 用法：每日2次。

🗊 功效：防治暑濕腹瀉、肛門灼熱等症。

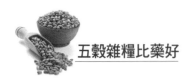

🍚 大米栗子方

- 🫙 材料：大米100克，栗子250克，茯苓20克，大棗10枚，白糖30克。
- 🫙 做法：將大米、栗子、茯苓、大棗洗淨後同煮粥，然後放入適量白糖食用。
- 🫙 用法：每日1次。
- 🫙 功效：防治脾胃虛熱所致的泄瀉、五更瀉。

🍚 白麵糯米方

- 🫙 材料：白麵、糯米、大棗各適量。
- 🫙 做法：將白麵、糯米炒黃，大棗去核焙乾，共研細末，用開水調服。
- 🫙 用法：每次25～50克，每日2次。
- 🫙 功效：防治脾胃虛弱所致的腹瀉、五更瀉。

水腫

　　水腫是指水液泛溢肌表，引起頭面、眼瞼、四肢、腹背甚至全身浮腫的一種病症。嚴重者還可伴有胸水和腹水。其病機主要是肺、脾、腎功能障礙，三焦氣化失常，導致體內水液滯留，泛溢肌膚而成。

🍲 五穀雜糧藥膳方劑

🍚 紅薯方

- 🫙 材料：紅薯200克，白醋適量。
- 🫙 做法：紅薯洗淨，去皮，切片，加白醋適量煮食。

- 用法：每日1次。
- 功效：防治腎炎水腫。

 穀皮糠方

- 材料：穀皮糠30克，大米50克。
- 做法：先用大米入鍋煮粥，將熟時加入穀皮糠，再煮一二沸即可。
- 用法：每日2次，連用15日。
- 功效：防治營養不良性水腫。

 豌豆方

- 材料：豌豆100克，紅糖60克。
- 做法：豌豆洗淨，用溫水浸泡半日，微火煮粥，至豆爛熟時加紅糖，作早餐服食。
- 用法：每日1次。
- 功效：防治腎炎浮腫、尿少。

 豇豆仁方

- 材料：新鮮豇豆仁100克，白米100克，精鹽、味精各適量。
- 做法：豇豆仁、白米洗淨，加水煮粥，用精鹽、味精等調服。
- 用法：每日1次。
- 功效：防治脾虛水腫。

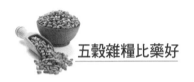

🥣 白扁豆方

🏺 材料：白扁豆500克，燈芯草湯適量。

🏺 做法：白扁豆洗淨，焙乾，研末，以燈芯草湯送服。

🏺 用法：每次10克，每日2～3次。

🏺 功效：防治腎炎水腫。

🥣 四季豆方

🏺 材料：四季豆種子100克，白茅根30克，白糖50克。

🏺 做法：四季豆種子、白茅根洗淨入鍋，加入白糖，水煎服。

🏺 用法：每日1次。

🏺 功效：防治腎炎水腫。

🥣 白茯苓方

🏺 材料：白茯苓20克，大米60克。

🏺 做法：先將白茯苓磨成細粉，再加水與大米同煮稀粥，加白糖適量
調服。

🏺 用法：每日1次，連服7～10日。

🏺 功效：防治老年性浮腫、水腫。

黃豆花生方

🏺 材料：黃豆250克，花生100克，麥芽50克。

🏺 做法：黃豆、花生、麥芽洗淨，炒熟研末，溫開水沖服。

🏺 用法：每次30克，每日2次。

🏺 功效：防治營養不良性水腫。

🍵 赤小豆方

- 材料：赤小豆90克，冬瓜肉150克。
- 做法：赤小豆、冬瓜肉洗淨，加水煎服。
- 用法：當日分2次服完。
- 功效：防治腎炎水腫。

🍵 大棗方

- 材料：大棗10枚，花生仁20克，赤小豆30克。
- 做法：大棗、花生仁、赤小豆洗淨，加水煎服。
- 用法：每日1次。
- 功效：防治腎炎水腫。

🍵 馬鈴薯胡蘿蔔冬瓜方

- 材料：馬鈴薯200克，胡蘿蔔150克，冬瓜200克。
- 做法：將上述三味材料洗淨，切成條狀入鍋加水1000毫升，煮30分鐘，加精鹽0.5克，味精0.3克，薑末15克，入味起鍋，備用。
- 用法：飲湯，吃馬鈴薯、胡蘿蔔、冬瓜。
- 功效：防治水腫、肥胖症、肌膚無光潤。

便血

　　消化道出血，由肛門排出即為便血。便血顏色可為鮮紅色、暗紅色、柏油樣大便。症狀為大便前或大便後下血，或單純下血，或與糞便混雜而下。其病因多見於消化道潰瘍出血、胃腸息肉、小腸出血、

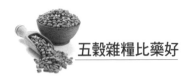

腫瘤、肛周疾病下血，以及某些血液病、急性傳染病、寄生蟲病等。
本處所指的便血是由於痔瘡破損、肛裂、肛竇炎、直腸結腸黏膜損傷
所致。

 五穀雜糧藥膳方劑

🍵 豆腐渣方

🥣 材料：豆腐渣、紅糖、食用油各適量。

🥣 做法：鍋中放入食用油，油熱後投入豆腐渣翻炒至焦脆，晾乾，研
末，每服15克，用紅糖送服。

🥣 用法：每日2次。

🥣 功效：防治長期便血，久治不癒者。

🍵 黑芝麻方

🥣 材料：黑芝麻500克。

🥣 做法：黑芝麻淘洗乾淨後隔水蒸熟即可。

🥣 用法：每服50克，早、晚空腹各1次，每日2次。

🥣 功效：防治大便下血，久治不癒。

🍵 綠豆芽方

🥣 材料：綠豆芽、紅糖、椿根白皮各120克。

🥣 做法：綠豆芽、椿根白皮洗淨入鍋與紅糖煎服。

🥣 用法：每日1劑，早、晚分服。

🥣 功效：防治便時滴血，小腹下墜冷痛。

高血壓

　　高血壓是一種以血壓持續升高為主的全身性慢性疾病，其病因至今尚未十分明確，但以長期精神緊張、缺少體力活動、遺傳因素、肥胖、食鹽過多者為多見。長期高血壓極易導致心、腦、腎等重要臟器產生嚴重危及生命或招致殘疾的併發症。

 五穀雜糧藥膳方劑

綠豆方

🥣 材料：綠豆50克。

🥣 做法：將綠豆洗淨入鍋，加水適量，煮湯，代茶飲用，長期服食。

🥣 用法：隨意飲用。

🥣 功效：防治高血壓。

花生方

🥣 材料：生花生仁、醋適量。

🥣 做法：將花生仁浸入醋中，3日後食用，清晨空腹吃10粒。

🥣 用法：每日1次。

🥣 功效：防治高血壓。

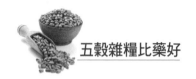
冠心病

　　冠心病是指冠狀動脈粥樣硬化導致心肌缺血、缺氧而引起的心臟病，是動脈粥樣硬化導致器官病變的最常見類型。其臨床表現以胸骨後、心前區出現發作性或持續性疼痛，或憋悶感，疼痛常放射至頸、臂或上腹部為主要特徵，有時可伴有四肢厥冷、青紫、脈微細。

 五穀雜糧藥膳方劑

🍵 玉米大米方

🔖 材料：玉米粉、大米各30克。

🔖 做法：先用大米入鍋煮粥，快熟時加入玉米粉，再煮一沸即可。

🔖 用法：每日1次。

🔖 功效：防治冠心病。

🍵 紅棗方

🔖 材料：紅棗5枚，蜂蜜1匙。

🔖 做法：紅棗燒焦，再放入鍋內煮熟後加入蜂蜜，吃棗喝湯。

🔖 用法：每日2劑，15日為1個療程。

🔖 功效：防治冠心病。

🍵 核桃仁方

🔖 材料：核桃仁60克，山楂30克，菊花15克。

🔖 做法：將上述三味材料加水煎服。亦可水煎加白糖，代茶飲用。

🔖 用法：每日1次。

🥣 功效：防治冠心病。

🥣 赤小豆方

🥫 材料：赤小豆60克，山楂、紅糖各30克，白米50克。

🥫 做法：赤小豆、山楂、白米洗淨入鍋，加入紅糖，煮粥服食。

🥫 用法：每日1劑，30日為1個療程。

🥫 功效：防治冠心病。

🥣 黑芝麻方

🥫 材料：黑芝麻、枸杞、何首烏各15克，杭菊花9克。

🥫 做法：將上述四味材料加水煎服。

🥫 用法：每日1劑。

🥫 功效：防治肝腎陰虛引起的頭暈眼花、鬚髮早白、視物模糊、冠心病、高血壓、腰膝酸軟、四肢乏力等症。

🥣 花生米桂花方

🥫 材料：花生米、桂花各適量。

🥫 做法：將花生米、桂花浸入醋中24小時後，每日清晨吃10～15粒醋浸花生米。

🥫 用法：每日1次。

🥫 功效：防治冠心病。

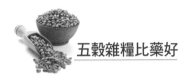
糖尿病

　　糖尿病是由多種環境因素和遺傳因素綜合作用而導致的一種慢性內分泌代謝性疾病，常因胰島素分泌絕對或相對不足引起糖、蛋白質、脂肪、水、電解質代謝紊亂所致，可分為原發性和繼發性兩種。其主要是由於體內胰島素缺乏，糖不能被自身組織分解利用而滯留血液導致血糖過高發生尿糖。此外，體內糖代謝障礙引起蛋白質、脂肪代謝紊亂也可導致糖尿病發生。本病臨床典型症狀為多飲、多食、多尿、體重減輕、疲乏無力、皮膚發癢等。

 五穀雜糧藥膳方劑

🍲 山藥方

🏺 材料：山藥200克，糯米150克。

🏺 做法：山藥洗淨去皮，切成碎塊待用。往開水鍋內放入洗淨的糯米，煮到五成熟時再放入山藥塊，煮熟即成。

🏺 用法：每日1劑，2次分服。

🏺 功效：防治糖尿病。

🍲 紅薯方

🏺 材料：鮮紅薯100克或乾紅薯葉20克，冬瓜仁10克。

🏺 做法：鮮紅薯或乾紅薯葉洗淨與冬瓜仁同入鍋，煎水服食。

🏺 用法：每日1次。

🏺 功效：防治糖尿病。

乾豇豆方

- 材料：帶殼乾豇豆60克。
- 做法：帶殼乾豇豆洗淨，加水煎煮，喝湯吃豆。
- 用法：每日1次，連服2～3個月。
- 功效：防治糖尿病。

豆腐方

- 材料：豆腐100克，食用油、精鹽、味精、薑絲、蔥末各適量。
- 做法：豆腐洗淨切塊，加入味精、薑絲、蔥末、精鹽等炒熟食用。
- 用法：1次服下，每日2次。
- 功效：防治糖尿病。

綠豆南瓜方

- 材料：綠豆200克，南瓜400克。
- 做法：將南瓜洗淨切碎，與綠豆加水同煮，煮至綠豆爛熟即可。
- 用法：每日1次。
- 功效：防治糖尿病。

黃豆方

- 材料：黃豆、米醋各適量。
- 做法：黃豆洗淨晾乾後浸入米醋中，10日後每次服30粒，長期食用。
- 用法：每日4～6次。
- 功效：防治糖尿病。

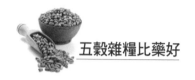

胃痛

　　胃痛又稱胃脘痛，是以胃脘部疼痛為主的病症。此病的發生多與過度勞累、外受風寒、情志刺激、飲食失調及脾胃不和等因素有關，現代醫學中急、慢性胃炎及消化道潰瘍、胃痙攣、胃神經官能症、胃黏膜脫垂症等均可出現胃痛的症狀。

 五穀雜糧藥膳方劑

🍵 白米辣椒方

🥢 材料：辣椒2個，白米100克。

🥢 做法：白米洗淨入鍋，辣椒洗淨切成兩半，一同加水煮粥，趁熱服食，以食後微出汗為佳。

🥢 用法：每日1次。

🥢 功效：防治胃脘冷痛。

🍵 糯米蔥白方

🥢 材料：糯米30克，蔥白3根，大棗2枚，胡椒粉3克。

🥢 做法：先將糯米、蔥白、大棗加水煮粥，快熟時加入胡椒粉，文火燜熟即可。

🥢 用法：每日2次。

🥢 功效：防治胃痛腹痛、嘔吐清水。

🍵 大米高良薑方

🥢 材料：大米50克，高良薑5克，大棗2枚，蔥白2根，砂糖30克。

- 做法：將高良薑洗淨切片。鍋中加水適量，放入大米、大棗同煮粥，將熟時加入蔥白、高良薑片，再煮片刻，加入砂糖調服。
- 用法：每日2次。
- 功效：防治脘腹冷痛。

☕ 小米鍋巴方

- 材料：小米鍋巴適量。
- 做法：將小米鍋巴炒焦研末，溫開水沖服。
- 用法：每次6克，每日3次。
- 功效：防治食積胃痛。

胃下垂

　　胃下垂是指胃器官下降至生理最低線以下位置的一種慢性病症，是由於長期飲食失節，或勞累過度，致使中氣下降、升降失常所引發。患此病者多有腹脹，食後加重，平臥減輕、噁心、噯氣、胃痛無週期性及節律性，疼痛性質與程度變化很大等症狀，亦可偶有便秘、腹瀉，或交替性腹瀉及便秘，同時還可伴有眩暈、心悸、乏力、直立性低血壓、昏厥、食欲減退等症狀。

 五穀雜糧藥膳方劑

☕ 榛子方

- 材料：榛子60克，淮山藥60克，黨參30克，砂仁15克，陳皮15克，白糖適量。

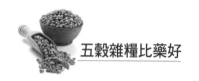
> 🗋 做法：將榛子、淮山藥、黨參、砂仁、陳皮洗淨搗爛，研成粉末，
> 　　　　拌入適量白糖，每次取適量用開水沖服。
> 🗋 用法：每日3次。
> 🗋 功效：防治胃下垂。

慢性胃炎

　　慢性胃炎是一種常見病症，是指黏膜發生的炎症性或萎縮性病變，分為慢性淺表性胃炎、慢性萎縮性胃炎及胃萎縮、慢性糜爛性胃炎和慢性肥厚性胃炎四種。

　　急性胃炎遷延不癒、細菌感染、藥物刺激、飲食不當、鼻咽口腔的慢性病灶、胃酸缺乏等都是引發慢性胃炎的重要因素。慢性胃炎病程較長，症狀持續或有反復發作，且無典型症狀，主要表現為食欲減退、上腹部不適或隱痛、噯氣、泛酸、噁心、嘔吐等。慢性萎縮性胃炎除上述症狀外，還可伴有疲乏、痞滿、貧血、腹瀉、舌炎、指甲脆弱等。

 五穀雜糧藥膳方劑

🥣 白扁豆方

🗋 材料：白扁豆50克，白糖適量。
🗋 做法：將白扁豆洗淨入鍋，加水煎取濃汁，兌入適量白糖調服。
🗋 用法：每日1次。
🗋 功效：防治慢性胃腸炎。

胃及十二指腸潰瘍

　　胃及十二指腸潰瘍多與胃酸和胃蛋白酶的消化作用有密切關係，發病部位多在胃和十二指腸，少數可發生在食管下段、胃－空腸吻合處及梅克爾憩室等處。其可因遺傳、地理環境、精神刺激、飲食習慣及藥物等因素而致病。多見於青壯年。其症狀為長期週期性發作的節律性上腹部疼痛，同時還可伴有泛酸、噁心、嘔吐、噯氣、便秘及消化不良等，併發症常可出現穿孔、大出血、幽門梗阻、癌變。

 五穀雜糧藥膳方劑

🍜 馬鈴薯方

- 🥫 材料：馬鈴薯2000克，清水1000毫升。
- 🥫 做法：馬鈴薯洗淨，去芽眼，切碎，搗爛如泥，裝入布袋，放在清水中反復揉搓，生出一種白色粉質，把液體倒入鐵鍋熬乾，使漿汁變成一種黑色膜狀物，取出研末，每次飯前服3克。
- 🥫 用法：每日3次。
- 🥫 功效：防治胃潰瘍。

☕ 大米方

- 🥫 材料：大米60克，砂仁末5克。
- 🥫 做法：將大米加水煮粥，熟後兌入砂仁末，再稍煮即可服食。
- 🥫 用法：每日早、晚各1次。
- 🥫 功效：防治胃、十二指腸潰瘍。

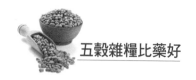

 大棗方

- 材料：大棗30克，生薑末3克。
- 做法：大棗去核，文火焙乾為末，加生薑末服用，每次9克。
- 用法：每日3次。
- 功效：防治胃及十二指腸潰瘍。

膽囊炎

　　膽囊炎有急性與慢性之分。急性膽囊炎可由細菌侵襲和膽管阻塞引起，其症狀主要表現為：腹痛，常發生於飽餐後的晚上，發作劇烈，呈持續性，有時呈陣發性的加劇，開始時主要在上腹部，逐漸轉移至右上腹，部分病例疼痛可放射至右肩背部；發熱，體溫升高，在38℃～39℃之間，同時可伴有食欲不振、噁心、嘔吐、腹脹及大量噯氣等胃腸道症狀。

　　慢性膽囊炎一般缺少典型症狀，或沒有症狀，若無急性發作，往往不易確診，症狀常表現為輕重不一的腹脹，上腹部或右上腹部不適，呈持續性鈍痛或右肩胛區疼痛、胃部灼熱、噯氣、泛酸等消化不良症狀，在進食油脂類食物後症狀可加重。

 五穀雜糧藥膳方劑

 綠豆方

- 材料：綠豆60克，白糖30克。
- 做法：鍋內加水適量，放入綠豆煮至爛熟，加白糖調服。

🧂 用法：每日2次。

🧂 功效：防治慢性膽囊炎。

🍚 白米方

🧂 材料：白米50克，薏米30克，茵陳15克。

🧂 做法：煎茵陳，去渣後加入白米、薏米煮粥服食。

🧂 用法：每日1次。

🧂 功效：防治膽囊炎。

🍚 玉米鬚方

🧂 材料：玉米鬚40克，茵陳30克，蒲公英30克。

🧂 做法：玉米鬚、茵陳、蒲公英洗淨入鍋，水煎去渣取汁，每次服用
100毫升。

🧂 用法：每日2次。

🧂 功效：防治慢性膽囊炎。

缺鐵性貧血

　　缺鐵性貧血是各種貧血疾患中最常見的一種，其發病原因為人體對鐵的需要量增加、攝入不足或流失過多等導致體內鐵元素明顯缺乏，從而影響血紅蛋白的合成而造成貧血。其特點為骨髓、肝、脾及其他組織中缺乏可染色鐵。血清鐵蛋白、血清鐵及鐵蛋白飽和度降低，屬小細胞低色素性貧血。

　　一般臨床表現為頭暈、頭痛、乏力、易倦、心悸、氣促、眼花、

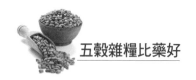
耳鳴、食欲減退和腹脹等。兒童和青少年可見體格發育遲緩、體重降低、體力下降、智力遲鈍、注意力不集中，情緒易波動、煩躁、易怒或淡漠，少數患者可有異食癖。

　　缺鐵對人體有著廣泛的影響，但由於一些程度較輕的缺鐵性貧血缺乏症狀和體徵，所以不易察覺，常被忽視。本病可見於各年齡，尤以育齡女性為多見。

 五穀雜糧藥膳方劑

🍵 綠豆紅棗方

🏺 材料：綠豆、紅棗各50克。

🏺 做法：綠豆、紅棗洗淨，加水煎至綠豆開花，再放入適量紅糖調服。

🏺 用法：每日1劑，15日為1個療程。

🏺 功效：防治缺鐵性貧血。

🍵 黑豆糯米方

🏺 材料：黑豆30克，糯米100克，大棗30克。

🏺 做法：黑豆、糯米、大棗洗淨入鍋，加水煎煮，用紅糖調服。

🏺 用法：每日1劑，連服20～30日。

🏺 功效：防治缺鐵性貧血。

🍵 紅糯米雞蛋方

🏺 材料：紅糯米50克，雞蛋1個，油、鹽、味精各適量。

🏺 做法：紅糯米洗淨入鍋，加水煮粥，打入雞蛋，並加入少許油、鹽、味精調味，趁熱服食。常服有效。

用法：每日1次。

功效：防治缺鐵性貧血。

失眠

　　失眠是臨床上常見的症狀，是指睡眠時間不足，或入睡困難、睡得不深、不熟、易醒等表現。造成失眠的原因很多，常見的因素有：心理生理因素、憂鬱症、感染、中毒及藥物因素、酗酒及睡眠環境不良等。本症患者因夜眠不足，造成白天精神萎靡，注意力不集中，一些人同時兼有耳鳴、健忘、手顫、頭部昏漲沉重、煩躁易怒等症狀。

五穀雜糧藥膳方劑

蓮子糯米方

材料：新鮮蓮子45克，糯米100克。

做法：蓮子、糯米洗淨，加水煮粥服用。

用法：每日1次，連服7～10日。

功效：防治心悸失眠。

紅棗方

材料：紅棗14枚，蔥白7根。

做法：紅棗、蔥白洗淨入鍋，加水煎服。

用法：每日1次，連服5～7日。

功效：防治心煩失眠。

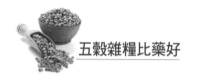

青光眼

　　青光眼是眼內壓力升高影響眼內神經，最後可導致失明的一種常見眼科疾病。發病年齡多在40歲以上，以50～70歲之間居多，女性多於男性，男女患者之比約為1：3。突然的精神創傷、情緒激動、過度勞累、睡眠不足、用眼過度、暴飲暴食等均可引起眼壓急劇增高，尤其是精神因素佔有相當的比重。

　　青光眼的症狀各型各異，在閉角型青光眼急性發作時，病勢兇猛，頃刻間眼睛脹痛，看燈光出現「虹視」現象，即在燈光周圍有環形的彩色光圈，像天空的彩虹一樣。病變若繼續發展，眼睛疼痛加劇，伴劇烈頭痛，像刀劈一樣難受，同時有噁心嘔吐等症狀，若不及時治療，有失明之虞。

 五穀雜糧藥膳方劑

🥣 綠豆決明子方

- 材料：綠豆100克，決明子30克。
- 做法：綠豆、決明子洗淨，加水煎服。
- 用法：每日1次，連服10～15日。
- 功效：防治青光眼及目赤腫痛。

口腔潰瘍

　　口腔潰瘍是口腔黏膜疾病中常見的潰瘍性損害，好發於唇、頰、舌緣等部位，有週期性復發的特點，可分為實火和虛火兩種類型。實

火型口腔潰瘍的臨床表現為惡寒、發熱、頭痛、便秘、舌苔黃厚乾燥，偶可伴有頜下淋巴結腫大疼痛等；虛火型口腔潰瘍可無明顯全身症狀或有低熱，一些患者可伴有口燥、咽乾、手足心熱、失眠、多夢、舌苔剝落等。

口腔潰瘍的主要臨床症狀為口腔黏膜反復出現圓形或橢圓形小潰瘍面，可單發亦可多發於口腔黏膜的任何部位，有劇烈的自發性疼痛。全身症狀不甚明顯。發現本病時多在潰瘍期，潰瘍面直徑約2～3毫米，底淺，邊緣整齊，周圍有紅暈，潰瘍面被黃白色纖維素性滲出物覆蓋，有劇烈的燒灼樣疼痛，如遇冷、熱、酸、鹹等刺激可使疼痛加重，說話、飲食均感困難。癒後不留任何疤痕，但可隨天氣、情緒、勞累等因素而反復發作。本病可遷延數年，甚至數十年不癒。

五穀雜糧藥膳方劑

蓮子白蘿蔔方

- 材料：蓮子30克，白蘿蔔250克。
- 做法：蓮子、白蘿蔔洗淨，加水煎服。
- 用法：每日2次。
- 功效：防治口腔潰瘍。

綠豆生地方

- 材料：綠豆60克，生地30克。
- 做法：綠豆、生地洗淨，水煎後去生地，食豆飲湯。
- 用法：每日1劑。
- 功效：防治口腔潰瘍。

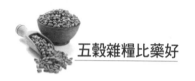

冬瓜豆腐方

- 材料：冬瓜、豆腐各100克，枇杷葉10克。
- 做法：冬瓜、豆腐、枇杷葉洗淨，加水煎湯，去枇杷葉，吃冬瓜和豆腐，喝湯。
- 用法：每日2次，連服3～5日。
- 功效：防治口腔潰瘍。

鮮山藥白米方

- 材料：鮮山藥、白米各50克，綠豆30克，沙參15克，桑葚20克。
- 做法：先煎沙參，去渣留汁，入山藥、綠豆、桑葚、白米煮爛成粥，加白糖適量，溫服。
- 用法：每日1劑，連服15日。
- 功效：防治口腔潰瘍。

濕疹

　　濕疹是一種變態反應性炎症性皮膚病，臨床比較多見。主要特點是多形損害、對稱分佈、自覺瘙癢、反復發作和趨向慢性化等。濕疹的發病原因很複雜，一般認為是由於內在刺激（如病灶感染、消化不良、某些食物過敏、腸寄生蟲、服用某些藥物等）或外來刺激因素（如寒冷、毛織品、肥皂、花粉、昆蟲及某些粉末的接觸等）作用於人體而引起的皮膚變態，反應性炎症。在日常生活中，人們接觸多種刺激因素的機會很多，但是否發生濕疹，主要取決於人體的內在因素，敏感性高者易發生濕疹，而過敏體質又與遺傳及生活、工作環境

等因素有關。

 五穀雜糧藥膳方劑

核桃仁方

- 材料：核桃仁適量。
- 做法：核桃仁搗碎，炒至焦黑出油，研成糊狀，冷卻後外敷患處。
- 用法：每日換藥1～2次。
- 功效：防治濕疹、皮炎。

痤瘡

　　痤瘡是一種毛囊、皮脂腺的慢性炎症，是在顏面部及胸背等處發生的炎症性丘疹，擠之有米粒碎樣白色粉質，因而俗稱「粉刺」。本病多發於青年男女，青春期過後一般可自然癒合。其病因複雜，至今尚未明確，但一般認為，主要與以下四種因素有關：雄激素與皮脂腺功能亢進、毛囊皮脂導管的角化異常、毛囊皮脂單位中微生物的作用、炎症及宿主的免疫反應。痤瘡相當於中醫學的「肺風粉刺」。

 五穀雜糧藥膳方劑

甜杏仁方

- 材料：甜杏仁9克，玫瑰花6克，海帶20克，綠豆15克。
- 做法：將玫瑰花用紗布包好，與洗淨的甜杏仁、海帶、綠豆加水同煮，熟後去玫瑰花，加紅糖適量調服。

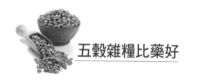
用法：每日1次，連服15～20日，或服至症狀消失。

功效：防治肺風粉刺。

嫩豆腐方

材料：嫩豆腐100克，南瓜藤300克。

做法：嫩豆腐切塊，南瓜藤洗淨，共搗爛取汁，塗敷患處。

用法：每日早、晚各1次。

功效：防治肺風粉刺。

綠豆方

材料：綠豆適量。

做法：綠豆研成末，用溫水調成糊狀，晚上睡前將面部洗淨後塗上
一層綠豆糊，次日清晨洗掉，同時可煮食綠豆。

用法：每日1劑。

功效：防治痤瘡。

牛皮癬

　　牛皮癬又名銀屑病，是常見的慢性炎症性皮膚病。基本病症為紅色丘疹或斑塊，上覆銀白色鱗屑。可發生於任何部位，但以四肢和頭部較多。任何年齡都可發病，以青年發病者居多。病程長，經過極為緩慢，夏季減輕或消退，冬季加重。

五穀雜糧藥膳方劑

🍵 芋頭方

🥣 材料：芋頭60克，蒜頭20克。

🥣 做法：芋頭、蒜頭洗淨去皮，共搗爛，加醋少許，拌勻後外敷患處。

🥣 用法：每日早、晚各1次。

🥣 功效：防治牛皮癬。

🍵 白米方

🥣 材料：白米200克，桑葚30克，蜂蜜15克。

🥣 做法：白米、桑葚洗淨，加入蜂蜜，加水煮食。

🥣 用法：每日1劑。

🥣 功效：防治血虛風燥型牛皮癬。

蕁麻疹

　　蕁麻疹是在皮膚上突然出現的暫時性水腫性風團，一般分為急性和慢性兩種。急性蕁麻疹多因體質關係，又因食魚、蝦、蟹、蛋等葷腥不新鮮食物；或因飲酒；或因內有食滯、邪熱，複感風寒、風熱之邪；或因平素汗出當風，風邪郁於皮膚腠理之間而誘發。也有因為服藥、注射藥物引起過敏而誘發。慢性蕁麻疹多因情志不遂，肝鬱不舒，鬱久化熱，傷及陰液，或因有慢性病如腸寄生蟲、腎炎、肝炎、月經不調等平素體弱，陰血不足；或因皮疹反復發作，經久不癒，氣血被耗。在此情況下，複感風邪，以致內不得疏泄，外不得透達，郁

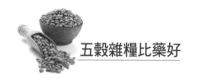
於皮膚腠理之間，邪正交爭而發病。臨床主要表現為皮膚突然出現風團，形狀大小不一，顏色為紅色或白色，迅速發生，消退亦快，劇烈瘙癢。患者常有噁心、嘔吐、腹痛、腹瀉、咽部發緊、聲啞、胸悶、呼吸困難等症狀，甚至有窒息的危險。

 五穀雜糧藥膳方劑

綠豆黃豆方

🍶 材料：綠豆、黃豆各100克。

🍶 做法：綠豆、黃豆洗淨，共研細末，加水煮開，白糖調服。

🍶 用法：每日1劑。

🍶 功效：防治蕁麻疹。

桃仁方

🍶 材料：桃仁300克，花椒鹽適量。

🍶 做法：桃仁洗淨晾乾，去皮尖及雙仁者，用食用油炸熟後放入花椒鹽拌勻服用。

🍶 用法：每服6～9克，每日2次。

🍶 功效：防治瘀血阻滯型蕁麻疹。

痛經

　　痛經是指經期或月經前後發生的下腹疼痛、腰痛者，甚至劇痛難忍的一種自覺症狀，疼痛多在月經來潮後數小時，也可見於經前1～2天開始，經期加重。其主要表現為下腹墜脹痛，或下腹冷痛、絞痛，可放射至腰骶、肛門、會陰部。疼痛可持續數小時或2～3天，其程度因人而異。嚴重者面色蒼白、四肢發冷，甚至暈厥。還可伴有噁心、嘔吐、腹瀉、尿頻、頭暈、心慌等症狀。若為膜樣痛經，在排出大塊子宮內膜前疼痛加重，排出後疼痛減輕。本症多見於初潮後不久的青春期少女和未生育的年輕女性。

 五穀雜糧藥膳方劑

 豆腐紅糖方

- 材料：豆腐250克，紅糖40克。
- 做法：將豆腐切塊，加水煮湯，紅糖調服。
- 用法：每日2次。
- 功效：防治痛經。

黑豆雞蛋方

- 材料：黑豆60克，雞蛋2個。
- 做法：黑豆洗淨，與雞蛋同煮，雞蛋熟後去殼再煮，煮至豆熟，兌入米酒120毫升，趁熱服食。
- 用法：每日2次。
- 功效：防治肝腎不足型痛經。

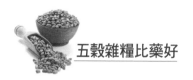

閉經

正常發育的女性，一般在14歲左右月經即可來潮，但如果超過18歲，仍無月經來潮，或月經週期已經建立，但又出現3個月以上（孕期、哺乳期除外）無月經者，總稱為閉經。前者為原發性閉經，後者為繼發性閉經。

閉經患者常伴有腰酸乏力，精神疲倦，甚至頭昏、失眠、毛髮脫落等症狀。生殖器官發育不良或畸形、神經及內分泌系統疾患、全身性疾病等都可引發閉經。本處所論閉經只限於因功能失調所導致者，不包括先天性無子宮、無卵巢、陰道閉鎖及生殖器腫瘤等器質性疾病所致的閉經。

 五穀雜糧藥膳方劑

黑豆方

- 材料：黑豆30克，紅花15克，紅糖30克。
- 做法：黑豆、紅花洗淨，水煎，加紅糖調服。
- 用法：每日1次。
- 功效：防治血瘀型閉經。

大棗方

- 材料：大棗60克，生薑15克，紅糖60克。
- 做法：大棗、生薑洗淨入鍋，加入紅糖，加水煎湯，代茶頻飲。
- 用法：每日1次。
- 功效：防治血虛型閉經。

🥣 白米方

- 🍶 材料：白米50克，白扁豆15克，薏米50克，生山楂15克，紅糖30克。
- 🍶 做法：白米、白扁豆、薏米、生山楂洗淨入鍋，加入紅糖，共煮粥食用。
- 🍶 用法：每日1劑，連服7日。
- 🍶 功效：防治寒濕阻滯型閉經。

崩漏

　　崩漏是女性不在行經期間陰道出血的總稱，以陰道出血為其主要症狀。出血量多而來勢兇猛者，稱「血崩」或「崩下」；出血量少，但持續不斷的，稱為「漏下」。本病多發生在青春期及更年期。現代醫學中的功能性子宮出血、女性生殖器炎症和腫瘤等所出現的陰道出血症，皆屬崩漏的範圍。

 五穀雜糧藥膳方劑

🥣 豆漿方

- 🍶 材料：豆漿150毫升，韭菜汁100毫升。
- 🍶 做法：豆漿、韭菜汁兌勻後空腹服下。
- 🍶 用法：每日2次，連服7～10日。
- 🍶 功效：防治崩漏。

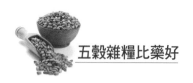
豆腐方

- 材料：豆腐150克，醋100毫升。
- 做法：豆腐洗淨切塊，與醋同煎，飯前一次吃完。
- 用法：每日1劑，連服7～10日。
- 功效：防治血崩。

紫癜

　　血小板減少性紫癜是一種因血小板破壞增多而引起的常見出血性疾患，分為急性與慢性兩種，臨床表現為皮膚出血點、瘀斑、便血、牙齦出血、女性月經過多等。病程在2～6周內為急性型，病程超過6周至數年者為慢性型。

五穀雜糧藥膳方劑

花生衣方

- 材料：花生衣10克，紅棗9枚。
- 做法：紅棗洗淨與花生衣放入同一容器，水煎服。
- 用法：每日1次。
- 功效：防治血友病、鼻衄、齒齦出血及紫癜。

流產

　　流產是指妊娠在28周前終止，胎兒體重在1000公克以下者。根據流產的發展過程及特點，可分為先兆流產、難免流產、不全流產、完全流產、過期流產、習慣性流產等六種，臨床上較為常見的是先兆流產和習慣性流產。

　　懷孕後由於孕婦體質虛弱或受跌僕外傷，導致陰道出血，量不多，嚴重者可見腰腹疼痛、小腹墜脹等，稱為先兆流產，中醫學則謂其「胎漏」、「胎動不安」。經過休息和保胎措施，大多數患者能安然度過妊娠期，順利生產。習慣性流產為自然流產連續發生3次或3次以上，每次發生的時間多在同一妊娠月份者，中醫稱之為「滑胎」，並認為是由於腎虛或2次受孕間隔過短，尚未恢復元氣所致。

五穀雜糧藥膳方劑

鮮山藥方

- 材料：鮮山藥90克，杜仲6克，苧麻根15克，糯米80克。
- 做法：將杜仲和苧麻根用紗布包好，山藥切片，糯米洗淨，共置砂鍋內，加水煮粥服食。
- 用法：每日1次。
- 功效：防治習慣性流產或胎漏。

盆腔炎

　　盆腔炎是指女性內生殖器及其周圍的結締組織和盆腔腹膜的炎症。病變隨部位及程度不同而分為子宮內膜炎、輸卵管炎、卵巢炎、

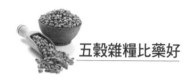
盆腔腹膜炎和盆腔結締組織炎等。引起盆腔炎的病原體有葡萄球菌、
鏈球菌、大腸桿菌、厭氧菌等。本病可分為急性和慢性兩種。急性盆
腔炎的臨床表現有寒顫、發熱、腹痛、乏力、食慾不振、白帶增多等
症狀，同時還可伴有尿頻、尿急、尿痛等。慢性盆腔炎多由急性盆腔
炎未經治癒而致，其主要症狀有下腹隱痛、墜脹、月經不調、白帶增
多等，並可因勞累、性交及月經而加重。

 五穀雜糧藥膳方劑

蕎麥方

- 材料：蕎麥適量。
- 做法：蕎麥炒黃研末，每服6克。
- 用法：每日2次，連服7日。
- 功效：防治盆腔炎症。

綠豆方

- 材料：綠豆100克。
- 做法：綠豆洗淨，加水煮沸，勿使豆爛，濾汁飲用。
- 用法：每日3次，連服3日。
- 功效：防治盆腔炎症。

肥胖症

　　肥胖症是人體進食熱量多於消耗量，致使體內脂肪堆積過多，形成體態臃腫，體重明顯超出正常人的一種病症。本病可見於任何年齡組，但多見於中年以上，尤以女性為多，60～70歲以上者則較少見。男性患者脂肪分佈以頸及軀幹部為主，四肢較少；女性患者脂肪分佈以腹部、四肢和臀部為主。輕度肥胖者無症狀，或僅有少動、欲睡、易疲乏、胃納亢進、腹脹便秘等。女性患者可出現月經量少；男性患者可出現性功能減退，甚至陽痿等。中、重度患者由於脂肪堆積，體重過大，活動時耗氧量增加，對心、肺造成影響，易出現心慌、氣促，甚至心肺功能不全等，並可常伴發高脂血症、動脈粥樣硬化、冠心病、糖尿病、膽結石等病症。

 五穀雜糧藥膳方劑

🍲 綠豆海帶方

- 🥣 材料：綠豆、海帶各10克，白米60克。
- 🥣 做法：綠豆、海帶、白米洗淨入鍋，煮粥服食。
- 🥣 用法：每日2劑，長期食用。
- 🥣 功效：防治肥胖症。

🍲 豆腐渣方

- 🥣 材料：豆腐渣100克，食用油、精鹽、味精、薑絲、蔥末各適量。
- 🥣 做法：豆腐渣洗淨，加食用油、精鹽、味精、薑絲、蔥末等，炒熟做菜吃。

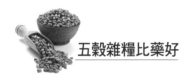

🏺 用法：每日1～2次，長期食用。

🏺 功效：防治肥胖症。

🍚 白米方

🏺 材料：白米60克，白茯苓粉15克，冰糖10克。

🏺 做法：白米洗淨入鍋，加水煮粥，熟後調入白茯苓粉、冰糖服食。
適宜老年人食用。

🏺 用法：每日1次。

🏺 功效：防治肥胖症。

🍚 赤小豆生山楂方

🏺 材料：赤小豆、生山楂各10克，大棗5枚。

🏺 做法：赤小豆、生山楂、大棗洗淨，水煎服。

🏺 用法：每日2次。

🏺 功效：防治肥胖症。

🍚 黃豆方

🏺 材料：黃豆150克，醋250毫升。

🏺 做法：先將黃豆用文火炒20～25分鐘，冷卻後放入玻璃瓶內，然
後加醋密封，閉光，5～6日後服用。

🏺 用法：每日早、晚各服5～6粒。

🏺 功效：防治肥胖症。

尿路感染

　　尿路感染多由細菌侵入泌尿系統所致，包括腎盂腎炎、膀胱炎、尿道炎等。本病的主要症狀為尿頻、尿急、尿痛、發熱、畏寒、腰部酸痛，或有血尿、膿尿，容易反覆發作。尿中白細胞較多，或有紅細胞，尿培養有致病菌，病原菌多為大腸桿菌。由於女性尿道短而寬、與陰道鄰近等生理特點，故本病患者以女性和女嬰為多見。

　　尿路感染相當於中醫學的「淋症」。中醫學認為，腎氣不足，濕熱蘊結於下焦，是引起本病的主要原因。而濕熱的產生卻是多方面的，如過食肥甘厚味、嗜酒致使脾失健運；肝氣鬱結，氣鬱化火，脾受肝制，濕濁內蘊；勞傷過度，脾腎兩虧，皆可導致本病。

五穀雜糧藥膳方劑

豇豆方

- 材料：新鮮豇豆仁10克。
- 做法：豇豆仁入鍋，加水煎服。
- 用法：每日1次，連服7～10日。
- 功效：防治男子白濁。

糯米糍粑方

- 材料：糯米糍粑適量。
- 做法：將糯米糍粑用火烤軟熟食，用溫開水或溫酒送服。
- 用法：每日1次。
- 功效：防治夜尿頻數。

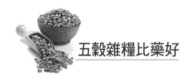
🍵 玉米方

- 🥫 材料：玉米鬚、玉米芯各100克。
- 🥫 做法：玉米鬚、玉米芯洗淨，水煎，去渣，代茶飲用。
- 🥫 用法：每日1次。
- 🥫 功效：防治尿頻、尿急、尿少、尿道灼熱疼痛。

🍵 豆漿大黃方

- 🥫 材料：豆漿500毫升，大黃10克。
- 🥫 做法：將豆漿、大黃煮沸後去大黃，加適量白糖調服。
- 🥫 用法：每日1劑。
- 🥫 功效：防治膀胱炎。

妊娠嘔吐

　　妊娠嘔吐多發生在受孕後6～12周之間，是妊娠早期徵象之一，屬於中醫學的「惡阻」、「子病」範圍。妊娠嘔吐多見於精神過度緊張，神經系統功能紊亂的年輕初孕婦。此外，胃酸過少，胃腸道蠕動減弱等也與妊娠嘔吐相關。

🍲 五穀雜糧藥膳方劑

🍵 扁豆紅鳳豆方

- 🥫 材料：扁豆15克，紅鳳豆15克，綠豆10克，生薑5克。
- 🥫 做法：綠豆、扁豆、紅鳳豆、生薑洗淨入鍋，加水煎湯，代茶飲用。

- 用法：當日分數次服用。
- 功效：防治妊娠嘔吐。

🍵 糯米方

- 材料：糯米30克。
- 做法：糯米洗淨入鍋，加水煮粥食用。
- 用法：每日4次，禁食冷、硬之物。
- 功效：防治懷孕2個月後發生嘔吐、服藥不見效者。

產後缺乳

　　一般情況下，分娩後2～3天產婦即有乳汁分泌，此時量少為正常現象。但如果2～3天後乳房雖脹，而乳汁卻很少，或乳房不脹，而乳汁點滴皆無，出現這種症狀即為產後缺乳。產後缺乳可因精神憂鬱、睡眠不足、營養不良、哺乳方法不當等所致。

 五穀雜糧藥膳方劑

🍵 生南瓜子方

- 材料：生南瓜子適量。
- 做法：生南瓜子搗爛，每日6克，於早、晚空腹時兌米酒服用。
- 用法：連服10～15日。
- 功效：防治產後缺乳。

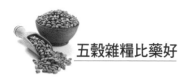

豆腐紅糖方

🥄 材料：豆腐150克，紅糖50克，米酒100毫升。

🥄 做法：豆腐切塊，加紅糖、米酒，加水共煮，一次服完。

🥄 用法：每日1次。

🥄 功效：防治產後缺乳。

黑芝麻方

🥄 材料：黑芝麻600克。

🥄 做法：黑芝麻炒熟，研末，每次20克，用豬前蹄湯沖服。

🥄 用法：早、晚各1次，連服5～7日。

🥄 功效：防治產後缺乳。

豬蹄花生米方

🥄 材料：花生米60克，黃豆60克，豬蹄1支。

🥄 做法：花生米、黃豆、豬蹄入鍋，加水燉食。

🥄 用法：每日1次。

🥄 功效：防治產後缺乳。

子宮脫垂

　　子宮脫垂是指子宮由正常位置沿陰道下降或脫出陰道口外的一種婦科常見病，常發生於勞動女性，以產後為多見，多因身體素虛，分娩時用力太過，或產後沒有適當休息，過早參加體力特別是重體力勞動所致。本病患者自覺會陰處有下墜感，陰道內有腫物脫出，並伴有腰痛、尿頻或尿失禁等症狀。

 五穀雜糧藥膳方劑

芋頭方

- 材料：芋頭100克，鮮芋頭花6朵，陳醋30克。
- 做法：芋頭去皮，洗淨，與鮮芋頭花、陳醋加水煎20分鐘，溫服。
- 用法：每日2次。
- 功效：防治子宮脫垂。

山藥方

- 材料：山藥200克。
- 做法：山藥去皮洗淨，加水煮熟，每日清晨空腹服下。
- 用法：每日1次。
- 功效：防治子宮脫垂，遺精，脾虛泄瀉，消渴。

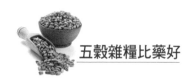

月經後期

　　月經週期後錯8～9天，甚至每隔40～50天一至的，稱為月經後期，臨床表現為月經錯後、經血量少等症。如僅延後3～5天，且無其他任何症狀者，則不作月經後期論。

 五穀雜糧藥膳方劑

 黑大豆方

🔖 材料：黑大豆、山楂各30克，紅糖適量。
🔖 做法：黑大豆、山楂洗淨，加入適量紅糖，水煎服。
🔖 用法：每日1劑。
🔖 功效：防治月經後期。

急性乳腺炎

　　急性乳腺炎是化膿性細菌侵入乳腺所引起的急性炎症，以初產婦為多見，常因乳頭皸裂、畸形、內陷和乳汁鬱積而誘發。致病菌主要為金黃色葡萄球菌或鏈球菌。如果炎症得不到及時治療或控制，易形成乳房膿腫。急性乳腺炎在臨床上主要表現為：畏寒、發熱等全身性症狀；乳腺腫脹疼痛，腫塊界限不清，觸痛明顯，皮膚表現發紅、腫脹明顯時，腋下可摸及腫大淋巴結，如膿腫形成時，乳頭可排出膿液。

 五穀雜糧藥膳方劑

🍲 甘薯方

- 材料：甘薯、鮮魚腥草各適量。
- 做法：白色甘薯洗淨去皮，切碎搗爛，亦可加鮮魚腥草等量同搗
  爛，敷於患處，敷至局部發熱即行更換，約兩、三個小
  時，連敷數日可癒。
- 用法：每日1劑。
- 功效：防治乳癰、瘡癤。

更年期綜合症

　　更年期是女性卵巢功能逐漸消退直至完全消失的一個過渡時期，其標誌是從月經紊亂開始，到月經停止來潮（絕經）結束。絕經一般發生在45～55歲之間。更年期期間部分女性會出現一系列因性激素減少而導致的各種症狀，稱為更年期綜合症。患者常表現為情緒激動、緊張、焦慮、恐懼、神經過敏、多疑多慮、主觀臆斷及陣發性忽冷忽熱、面部潮紅、心率加快、出汗、胸悶、頭暈、目眩、血壓忽高忽低等。

🍲 五穀雜糧藥膳方劑

🍲 大棗方

- 材料：大棗10枚，浮小麥30克，甘草10克。
- 做法：大棗、浮小麥、甘草洗淨入鍋，加水煎服。
- 用法：每日1劑。
- 功效：防治更年期虛熱多汗、心煩不安等症。

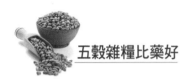

🍵 核桃仁方

🥫 材料：核桃仁50克，雞蛋1個，白糖適量。

🥫 做法：核桃仁打碎，水煎後打入雞蛋攪勻，加入白糖調服。

🥫 用法：每日1～2次。

🥫 功效：防治更年期陰虛燥熱、失眠等症。

🍵 栗子方

🥫 材料：栗子30克，枸杞20克，羊肉150克。

🥫 做法：栗子、枸杞、羊肉洗淨，加入鹽少許，加水燉食。

🥫 用法：隔日1劑。

🥫 功效：防治更年期綜合症。

肺結核

　　肺結核是一種具有傳染性的慢性疾患，常因體質虛弱或精氣耗損過甚，癆蟲趁機侵襲肺部所引發，其病理主要為陰虛火旺，但隨著病情惡化，可出現氣陰兩虛甚至陰陽兩虛而致死亡。患此病者以青壯年居多，且男性多於女性。其臨床主要症狀有咳嗽、咯血、潮熱、盜汗及身體逐漸消瘦等。

 五穀雜糧藥膳方劑

🍵 糯米方

材料：糙糯米100克，薏米50克，紅棗10枚。

- 做法：將糙糯米與薏米洗淨入鍋，然後放入紅棗，加水煮粥食用。
- 用法：量隨意。
- 功效：防治肺結核、貧血、神經衰弱及各種慢性虛弱病。

🍲 玉米糝子方

- 材料：玉米糝100克，芋頭150克，大棗12枚。
- 做法：將上述三味材料洗淨加水煮粥，加入適量蜂蜜調服。
- 用法：每日2次。
- 功效：防治肺結核、潮熱。

🍲 山藥雞蛋方

- 材料：山藥120克，雞蛋1個，大米100克。
- 做法：將山藥、大米洗淨入鍋，加水煮沸，然後打入雞蛋服食。
- 用法：食用。
- 功效：防治肺結核、咳嗽、盜汗。

🍲 蠶豆莢方

- 材料：鮮蠶豆莢250克。
- 做法：將鮮蠶豆莢洗淨入鍋，加水煎服。
- 用法：每日1劑。
- 功效：防治肺結核咯血、尿血、消化道出血等症。

🍲 大蒜白米方

- 材料：紫皮蒜去皮30克，白米30克，白芨粉3克。

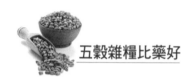
> 🍶 做法：將去皮大蒜放入沸水中煮15分鐘撈出，將白米放入煮蒜水
> 　　　　中煮成稀粥，再將蒜放入粥中；另將白芨粉和入粥，拌勻
> 　　　　即可。
> 🍶 用法：一般食用15日。
> 🍶 功效：防治肺結核、咳嗽、痢疾、泄瀉。

尿路結石

　　尿路結石又稱為尿石症，包括腎結石、輸尿管結石、膀胱及尿道
的結石。臨床上將腎和輸尿管結石合稱為上尿路結石，膀胱和尿道結
石合稱為下尿路結石。本病多見於青壯年，患者可長期無症狀，但若
活動的結石突然阻塞時，則可有絞痛，並常伴尿頻、尿急、尿痛或血
尿等症狀，同時患者還可伴有面色蒼白、大汗淋漓、噁心、嘔吐、腹
脹等症狀，病情嚴重者可導致腎積水和腎功能不良。

 五穀雜糧藥膳方劑

☕ 核桃仁方

> 🍶 材料：生核桃仁120克，食用油、白糖各適量。
> 🍶 做法：將核桃仁用食用油炸酥，加白糖適量，混合研末使之成乳劑
> 　　　　或膏狀服用。
> 🍶 用法：1～2日內分數次服完。可連續食用直至結石排出、症狀消
> 　　　　失為止。
> 🍶 功效：防治尿路結石。

🍵 綠豆芽方

- 🫙 材料：綠豆芽1000克，白糖100克。
- 🫙 做法：將綠豆芽洗淨，絞汁，兌入白糖，調勻即可。
- 🫙 用法：每日1劑，分數次服完。
- 🫙 功效：防治尿路結石。

慢性腎炎

　　慢性腎炎是慢性腎小球腎炎的簡稱，是由一組不同病因所致、病情遷延發展，最終導致慢性腎衰竭的腎小球疾病。患者以青、中年男性居多，起病隱匿、緩慢。臨床症狀以水腫、蛋白尿、血尿、高血壓、慢性進行性功能損害為主要特徵。晚期常見貧血。

 五穀雜糧藥膳方劑

🍵 花生米方

- 🫙 材料：花生米120克，蠶豆250克。
- 🫙 做法：花生米、蠶豆入鍋，加3碗水，微火煮，水呈棕色並混濁時加紅糖服食。
- 🫙 用法：每日1次。
- 🫙 功效：防治慢性腎炎。

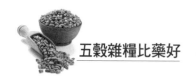
芋頭方

- 材料：芋頭1000克，紅糖250克。
- 做法：芋頭洗淨煅灰研末，加紅糖，混勻，溫開水送服。
- 用法：每次40～60克，每日3次。
- 功效：防治慢性腎炎。

赤小豆方

- 材料：赤小豆100克，白糖30克。
- 做法：先將赤小豆洗淨，加水煎煮，熟後兌入白糖調服。
- 用法：每日1劑，分2次服完。
- 功效：防治慢性腎炎、略有浮腫。

癤

　　癤又稱癤瘡，是皮膚毛囊或皮脂腺的急性化膿性感染。本病患者以小兒為多見，且多發生於酷熱的夏季。身體任何部位都可出現病變，但多見於頭、面、頸、腰、背及腋下、臀部等皮膚嬌嫩處。臨床表現為色紅、灼熱、疼痛，突起根淺，腫勢局限，範圍多在3～6公分，潰膿後即癒。一般很少有全身症狀。因本病多發於夏季，故又稱暑癤、熱癤，若反復發作，日久不癒者稱癤病。

　　本病多因夏秋季節、氣候炎熱或在強光下曝曬，感受暑毒所致；或者可因天氣悶熱，汗出不暢，熱不外泄，暑濕熱毒蘊蒸肌膚，引起痱子，反復搔抓，破傷染毒而生。所以注意清潔衛生，尤其是夏季時勤洗澡、勤換內衣褲，可減少本病發生。

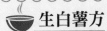 **五穀雜糧藥膳方劑**

🍵 生白薯方

- 🧂 材料：生白薯適量。
- 🧂 做法：生白薯洗淨去皮，切碎搗爛，或加鮮魚腥草等量同搗爛，敷於患處，敷至局部發熱即行更換。
- 🧂 用法：每次約2～3小時，連敷數日可癒。
- 🧂 功效：防治瘡癤及乳腺炎。

🍵 赤小豆方

- 🧂 材料：赤小豆適量，水或醋，或蜂蜜，或雞蛋清適量。
- 🧂 做法：將赤小豆用水浸軟，搗爛，再用水或醋，或蜂蜜，或雞蛋清，調成膏狀，外敷患處。
- 🧂 用法：每日1次。
- 🧂 功效：防治熱癤、腮腺炎。

🍵 生綠豆方

- 🧂 材料：生綠豆50克。
- 🧂 做法：生綠豆研末，每次15克，用開水沖服。
- 🧂 用法：每日1次。
- 🧂 功效：防治乳部瘡癤腫痛。

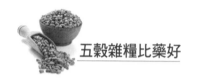
生薑馬鈴薯方

🥣 材料：生薑、馬鈴薯各適量。

🥣 做法：生薑、馬鈴薯共搗爛，外敷患處。

🥣 用法：每日1次。

🥣 功效：防治熱癤。

麻疹

　　麻疹是小兒常見的急性發疹性呼吸道傳染病，主要由麻疹病毒感染所致。多發於冬春二季，傳染力極強，以體質嬌嫩的嬰幼兒為多見。發病初期，可有發熱、流涕、咳嗽、噴嚏等症狀，同時伴有兩眼發紅、畏光、眼淚汪汪等。2～3天後，口腔內兩頰可出現小白點，周圍有紅暈，3～5天後皮疹開始從耳後出現，並逐漸由脖子蔓延至顏面、胸背、四肢、手足心，至此，麻疹即已出透。若病情進展順利，其後即進入恢復期，病程大約為10日。

五穀雜糧藥膳方劑

大米香菜方

🥣 材料：大米50克，香菜20克，紅糖50克。

🥣 做法：大米洗淨，加水煮粥，將熟時加入香菜、紅糖調服。

🥣 用法：每日1次。

🥣 功效：防治小兒麻疹初期、透發不暢。

山藥蓮子方

- 材料：山藥50克，蓮子30克，鴨梨1個。
- 做法：山藥、蓮子、鴨梨洗淨切好，加水燉至熟爛，溫服。
- 用法：每日1劑，分2～3次服完，連服4～5日。
- 功效：防治收疹期。

水痘

　　水痘也為小兒常見傳染病之一，是由水痘─帶狀皰疹病毒感染所致。臨床表現以皮膚丘疹、皰疹、結痂三種皮損同時存在為主要特徵。本病傳染性較強，以冬、春季多見，一旦感染可獲終身免疫力。本病患者多見於10歲以下的小兒。

　　水痘的初期可有輕度發熱等症狀，1～2天後，皮疹可依次從軀幹、頭部、面部、四肢出現，不高出皮膚，數小時後變為丘疹，高出皮膚，再變為透明飽滿的水痘，然後變為混濁，再變為乾癟的水皰。水皰周圍皮膚發紅、發癢。1～2天後，乾枯結痂，幾天後痂落，不留疤痕。併發細菌感染時，可形成膿痘，重者可有全身中毒症狀，甚至合併腦炎及蜂窩組織炎等。

五穀雜糧藥膳方劑

綠豆方

- 材料：綠豆50克，海帶30克。
- 做法：綠豆、海帶洗淨，加水煎湯，用紅糖調服。

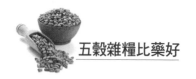

用法：每日1～2次。

功效：防治水痘。

白米方

材料：白米60克，綠豆30克，梅花15克。

做法：先將梅花煎水取汁備用。鍋內加水適量，放入白米、綠豆煮粥，熟後兌入梅花汁及適量白糖即可服食。

用法：每日1劑。

功效：防治水痘。

赤小豆方

材料：赤小豆、白糖各適量。

做法：赤小豆洗淨，加入白糖，加水煮食。

用法：每日1劑，連服5～7日。

功效：防治水痘。

哮喘

哮喘是一種嚴重威脅公眾健康的慢性疾病。發病季節以秋、冬兩季最多，春、夏季較少。發病年齡則以12歲以前開始發病者居多。

臨床典型的支氣管哮喘發作前有先兆症狀，如打噴嚏、流涕、咳嗽、胸悶等，如不及時處理，可出現哮喘，甚者端坐呼吸，乾咳或咯白色泡沫樣痰，甚至出現紫紺。引發支氣管哮喘的原因很複雜，一般認為，大多是在遺傳的基礎上受到體內外某些因素，如過敏、感染、

勞累過度及精神因素所致。

 五穀雜糧藥膳方劑

 核桃方

- 材料：核桃肉1000克，蜂蜜1000克。
- 做法：將核桃肉搗爛，加入蜂蜜，調勻，裝入瓶中，以開水送服。
- 用法：每次1匙，每日2次。
- 功效：防治體弱虛喘。

 豆腐方

- 材料：豆腐500克，麥芽糖100克，生蘿蔔1個。
- 做法：豆腐洗淨切塊、生蘿蔔搗汁，與麥芽糖混合煮沸。
- 用法：每日分2次服完。
- 功效：防治支氣管哮喘。

小兒厭食症

　　小兒厭食症是指以長期食欲減退或食欲缺乏為主要症狀的一種兒科常見病。患兒可見不思飲食，食量較同齡正常兒童明顯偏少，甚至對進食表示厭惡。本病臨床表現以厭惡進食為主要症狀，同時可伴有噁心噯氣，被迫進食後脘腹作脹，甚至嘔吐、大便溏薄、面色無華、形體偏瘦等。

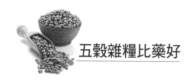

五穀雜糧藥膳方劑

🍵 扁豆方

- 🥫 材料：扁豆20克，山藥15克，薏米10克。
- 🥫 做法：扁豆、山藥、薏米洗淨，加水煮食。
- 🥫 用法：每日1劑。
- 🥫 功效：防治小兒厭食症。

🍵 穀芽麥芽方

- 🥫 材料：穀芽30克，麥芽24克，焦鍋巴50克。
- 🥫 做法：穀芽、麥芽洗淨入鍋，加入焦鍋巴，加水煎取濃汁服用。
- 🥫 用法：每日1劑，連服3～5日。
- 🥫 功效：防治小兒厭食症。

🍵 大棗肉方

- 🥫 材料：大棗肉250克，生薑、生雞內金各60克，白朮120克，桂皮9克。
- 🥫 做法：將以上各藥共焙乾研末，和勻，加白糖、麵粉適量做成小餅，於鍋中烘熱。每次2～3個，每日2～3次，空腹時做點心食用。
- 🥫 用法：連服7～8日。
- 🥫 功效：防治小兒脾胃濕困的厭食，面色發黃、疲乏懶動、口膩乏味等症。

百日咳

百日咳是一種由百日咳桿菌引起的小兒急性呼吸道傳染病，主要由飛沫傳染。百日咳流行較廣，一年四季都可發生，但以冬末春初多見。任何年齡的兒童都可罹患本病，尤以1～6歲為多。其主要症狀以咳嗽逐漸加重，繼而有陣發性痙攣性咳嗽，咳畢有特殊的雞啼樣吸氣性回聲為主要特徵，病程可拖延2～3個月以上。

 五穀雜糧藥膳方劑

扁豆紅棗方

- 材料：扁豆10克，紅棗10枚。
- 做法：扁豆、紅棗洗淨，加水煎服。
- 用法：每日1次，連服5～7日。
- 功效：防治百日咳。

杏仁方

- 材料：甜杏仁、銀杏仁各6克。
- 做法：將甜杏仁、銀杏仁炒黃後研成細粉，開水送服。
- 用法：每日1劑，分3次服下。
- 功效：防治肺寒性百日咳。

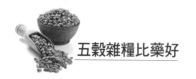

小兒感冒

　　小兒感冒是最常見的多發病之一，是由病毒或細菌等引起的鼻、鼻咽、咽部的急性炎症。因為小兒形氣不足，衛外不固，容易感受外邪，所以本病尤為常見。小兒感冒是以發熱、咳嗽、流涕為主症，其突出的症狀是發燒，且常為高燒，甚至出現抽風。所以雖為感冒，在小兒可以比較嚴重，如遷延不癒，也可發展為支氣管炎、肺炎等。

 五穀雜糧藥膳方劑

 綠豆綠茶方

- 材料：綠豆9克，綠茶2克，冰糖20克。
- 做法：將綠豆炒黃，搗為碎末，與茶葉、冰糖混勻，放入杯中，開水沖泡，代茶飲用。
- 用法：每日1～2次。
- 功效：防治小兒流行性感冒。

糯米蔥白方

- 材料：糯米50克，蔥白5根，薑片3片，米醋各適量。
- 做法：糯米洗淨，加水煮粥，快熟時加入蔥白、薑片、米醋少許，用白糖調服。
- 用法：每日1劑，分2次服完。
- 功效：防治小兒風寒感冒，畏寒、頭痛、鼻塞、流清涕等症。

流行性腮腺炎

　　流行性腮腺炎是由流行性腮腺炎病毒引起的急性呼吸道傳染病，以腮腺的非化膿性腫脹及疼痛為主要特徵。腮腺炎的流行見於世界各地，以冬、春兩季為流行高發季節。大多數患者為學齡前兒童及學齡兒童，2歲以下幼兒則很少發病。本病傳染源為患者及隱性感染者。患者的唾液、血液、尿液及腦脊液中均可含有傳染病毒。傳染途徑主要是唾液飛沫吸入。一次感染後，可終身免疫。

 五穀雜糧藥膳方劑

黃豆方

- 材料：黃豆50克，綠豆100克，紅糖60克。
- 做法：黃豆、綠豆洗淨，加入紅糖，加水煎服。
- 用法：每日1劑，分2次服完。
- 功效：防治流行性腮腺炎。

赤小豆方

- 材料：赤小豆、白醋適量。
- 做法：赤小豆研末，加白醋調成糊狀，敷於患處。
- 用法：每日1次，連用3～4次。
- 功效：防治流行性腮腺炎、癰腫成膿期。

生綠豆粉方

- 材料：生綠豆粉、白醋各適量。

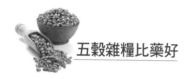

- 做法：生綠豆粉加白醋調勻，塗敷患處。
- 用法：每2日換藥1次。
- 功效：防治流行性腮腺炎。

癰

　　癰是發生於皮膚和皮下組織的化膿性炎症，是由金黃色葡萄球菌引起的多個相鄰毛囊和皮脂腺的急性化膿性感染。癰為多頭癤，常發生於頸項、背、腰等處，因而有頸癰、背癰、腰癰之稱。本病多見於成年人，糖尿病患者尤為易發。

　　本病初起局部皮膚腫脹不適，表面有粟狀膿頭，繼而膿頭變多，疼痛劇烈，逐漸向外擴大，形成蜂窩，色紅紫，最後中心壞死，並向深處發展，流出稠厚黃白色膿液。如膿栓、壞死組織脫淨，可逐漸癒合。常伴有發熱、惡寒、頭痛、乏力、食欲減退等全身症狀。

 五穀雜糧藥膳方劑

🍲 綠豆方

- 材料：綠豆150克，黃豆80克，紅糖120克。
- 做法：綠豆、黃豆洗淨，加入紅糖，燉爛後食用。本方有解毒、消腫等功效。
- 用法：每日1次。
- 功效：防治皮下組織的化膿性炎症。

赤小豆方

- 材料：赤小豆、白蜜適量。
- 做法：將赤小豆研成細末，用白蜜調勻，外敷患處。
- 用法：每日3次。
- 功效：防治癬。

風濕性關節炎

風濕性關節炎是一種常見疾病，是由於人體內在正氣虛，陽氣不足，衛氣不能固表，以及外在風、寒、濕三邪相雜作用於人體，侵犯關節所致（以雙膝關節和雙肘關節為主）。發作時患部疼痛劇烈，有灼熱感或自覺燒灼而摸之不熱。本病遷延日久，可致關節變形甚至彎腰駝背，漸至足不能行，手不能抬，日常生活不能自理，嚴重者危及心臟，可引起風濕性心臟瓣膜病，應引起高度重視。本病的發病原因尚未明確，但一般認為，可能與甲型溶血性鏈球菌感染後引起人體的變態反應有關。

 五穀雜糧藥膳方劑

烏豆方

- 材料：烏豆20克，大米60克，紅糖適量。
- 做法：先取烏豆用溫水浸泡1夜，然後加水先煮數沸，加入大米煮粥，熟時調入適量紅糖服用。
- 用法：每日2次。
- 功效：防治風濕性關節炎。

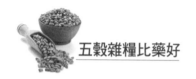
芋頭生薑方

- 材料：芋頭300克，生薑300克，麵粉100克，黃酒50克。
- 做法：將芋頭洗淨去皮，與生薑一起搗成糊狀加入麵粉、黃酒調勻即可。
- 用法：外敷患處，每日1劑，連用兩次。
- 功效：防治跌打損傷、扭傷、腰痛、肢體關節痛。

便秘

便秘是指大便次數明顯減少，或排出困難，也指糞便堅硬或有排便不盡的感覺。便秘多與大腸的傳導功能失常有關，並且與脾胃及腎臟的關係也較為密切。其發病的病因可分為：燥熱內結，津液不足；情志失和，氣機鬱滯；勞倦內傷，身體衰弱，氣血不足等。

一般來說，如糞便在腸內停留過久並超過48小時以上者，即可認定便秘。根據有無器質性病變，可將便秘分為器質性便秘和功能性便秘兩種。器質性便秘可由多種器質性病變引起，如結腸、直腸及肛門病變，老年營養不良、全身衰竭、內分泌及代謝疾病等均可引起便秘；功能性便秘則多由功能性疾病，如腸道易激綜合症、濫用藥物及飲食失節、排便、生活習慣所致。便秘的臨床表現除有大便秘結不通以外，還可伴見腹脹、腹痛、食欲減退、噯氣反胃等症狀。

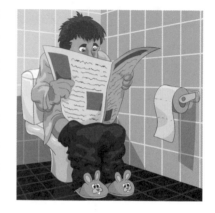

五穀雜糧藥膳方劑

核桃仁方

- 材料：核桃仁50克。
- 做法：將核桃仁搗碎研末，溫水送服。
- 用法：每日2次。
- 功效：防治腸燥便秘。

馬鈴薯方

- 材料：新鮮馬鈴薯、蜂蜜各適量。
- 做法：將馬鈴薯洗淨，切碎，搗汁，加入蜂蜜適量，每日早晨空腹食用。服食期間禁吃辛辣食品。
- 用法：每次2湯匙，連用2～3周。
- 功效：防治習慣性便秘。

紅薯大米方

- 材料：紅薯250克，大米80克，白糖30克。
- 做法：將紅薯、大米，加水煮粥，加入30克白糖調服。
- 用法：每日1次。
- 功效：防治便秘。

黑芝麻方

- 材料：黑芝麻30克，大米100克。
- 做法：將黑芝麻、大米洗淨入鍋，加水煮粥食用。

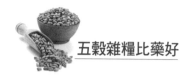

用法：每日2次，連服15日。

功效：防治慢性便秘。

🍵 豆漿方

材料：鮮豆漿500毫升，大米60克，白糖適量。

做法：鮮豆漿與大米共煮粥，熟時調入適量白糖食用。

用法：每日1次。

功效：防治便秘。

🍵 黑芝麻核桃仁方

材料：黑芝麻、核桃仁各30克，蜂蜜20克。

做法：將黑芝麻、核桃仁共搗爛，加入蜂蜜，用開水沖服。

用法：每日1次。

功效：防治便秘。

🍵 黑芝麻杏仁大米方

材料：黑芝麻100克，甜杏仁20克，大米100克，白糖30克。

做法：將黑芝麻、甜杏仁、大米去雜質，研細粉入鍋，加水1200
毫升，煎煮30分鐘，煮成糊狀時加入白糖即成。

用法：每日1次。

功效：防治便秘、頭暈。

眩暈

　　眩暈是目眩與頭暈的合稱，為常見症狀，體胖、體弱及老年人較易發作。目眩即眼花或眼前發黑，視物模糊；頭暈即感覺自身或周圍物體旋轉，站立不穩。目眩與頭暈常同時並存，故合稱眩暈。本症患者輕者眩暈轉眼即消失，重者自覺眼前景物旋轉不定，以致站立不穩，伴見耳鳴、噁心嘔吐、眼球震顫、出冷汗、手抖面白等症狀。高血壓、嚴重貧血、梅尼埃病、腦震盪、神經衰弱、動脈硬化、藥物中毒、心律失常等，均可引發眩暈。

 五穀雜糧藥膳方劑

🍵 綠豆皮扁豆皮方

- 🧂 材料：綠豆皮、扁豆皮各10克，茶葉5克。
- 🧂 做法：綠豆皮、扁豆皮洗淨，上火炒黃，與茶葉同放入杯中，沸水
　　　　沖泡，代茶飲。
- 🧂 用法：每日1次。
- 🧂 功效：防治頭暈、目眩等症。

肺膿腫

　　肺膿腫，屬於中醫學「肺癰」的範疇，是由肺組織壞死而產生的局限性有膿液的空洞，同時伴有周圍肺組織炎症的一種疾患。其主要成因是外感風熱之毒，薰蒸於肺，肺受熱灼，清肅失常，熱壅血瘀，鬱結成癰，血敗化膿；或因原有痰熱，過食辛熱煎炸，濕熱蘊結日

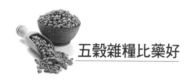

久，再因外感風熱，內外合邪，更易發病。主要特徵有咳則胸痛、吐痰腥臭，甚至咳吐膿血，乍寒乍熱。本病多發生於青壯年，男性多於女性。

 五穀雜糧藥膳方劑

豆漿方

- 材料：豆漿250毫升，雞蛋1個，白糖適量。
- 做法：將豆漿煮沸後打入雞蛋，攪勻，調入白糖飲服。
- 用法：每日清晨空腹服下，連服10～15日。
- 功效：防治肺膿腫、咳嗽。

薏米方

- 材料：薏米120克，醋250毫升。
- 做法：把薏米與醋文火燒成濃汁服用。
- 用法：分次服完。
- 功效：防治肺膿腫。

神經衰弱

　　神經衰弱是神經官能症中最常見的一種病症，其發病原因是由於精神高度緊張，思慮太過，致使中樞神經興奮與抑制過程失調，高級神經活動規律被破壞所引發的一種功能性疾病。臨床症狀一般表現為疲勞、神經過敏、失眠多夢、心慌心跳、多疑、焦慮及憂鬱等。

五穀雜糧藥膳方劑

核桃五味子方

🥣 材料：核桃5個，五味子7粒，蜂蜜適量。

🥣 做法：每晚睡前嚼食核桃和五味子，用蜂蜜兌溫開水送服。

🥣 用法：每日1次。

🥣 功效：防治腎虛所致的神經衰弱。

🍲 大棗方

🥣 材料：大棗10枚，浮小麥30克，甘草10克。

🥣 做法：大棗、浮小麥、甘草洗淨入鍋，加水煎服。

🥣 用法：每日1次，連服15～20日。

🥣 功效：防治神經官能症。

🍲 糯米薏米方

🥣 材料：糯米100克，薏米50克，大棗適量。

🥣 做法：糯米、薏米洗淨入鍋，再放入適量大棗，煮粥服食。

🥣 用法：每日1次。

🥣 功效：防治神經衰弱、肺結核、貧血等症。

🍲 小紅棗方

🥣 材料：小紅棗20枚，連鬚蔥白7根。

🥣 做法：先將小紅棗洗淨，用水泡發，煮20分鐘，再將洗淨切碎的
蔥白加入，繼續用小火煮10分鐘，吃棗喝湯。

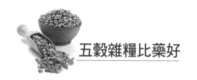

　用法：每日1劑。

　功效：防治神經衰弱、貧血等症。

🥣 核桃仁方

　材料：核桃仁50克，黑芝麻50克，桑葉50克。

　做法：核桃仁、黑芝麻、桑葉洗淨，搗泥為丸，每丸5克服用。

　用法：每服3丸，每日2次。

　功效：防治神經衰弱、健忘、失眠、多夢、食欲不振。

阿茲海默症

　　阿茲海默症的臨床特點是以精神和智力上的異常，患者的知覺、智力、記憶能力持續性減退為主要表現的一種老年人常見病，一般發病年齡在65歲以上。其首發症狀常為記憶障礙，如經常失落物品、語無倫次等。隨後，理解判斷、分析綜合、計算識別等智慧活動進一步減退，工作能力和社會適應能力明顯下降，如不知饑飽，出門不知歸途，叫不出家人的名字，甚至說不出自己的姓名、年齡、住址等。有些患者因心理代償反應在早期出現妄想觀念，隨著癡呆的加重而逐漸消退。患者可有性格改變，對周圍事物反應淡漠，情緒憂鬱或易激動，無故吵鬧，甚至缺乏羞恥感及道德感。有些患者表現為坐立不安，疑病，有虐待及狠毒行為，亦可有妄想、幻覺及怪癖。及至後期，終日臥床不起，大小便失禁，言語雜亂無章。患者外貌蒼白，皮膚乾燥，色素沉著，髮白齒落，肌肉萎縮，痛覺反應消失。

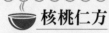 **五穀雜糧藥膳方劑**

核桃仁方

- 材料：核桃仁30克，大棗10枚，大米100克，紅糖30克。
- 做法：核桃仁、大棗、大米洗淨入鍋，加入紅糖，煮粥服食。
- 用法：每日2次。
- 功效：防治阿茲海默症。

黑芝麻方

- 材料：黑芝麻50克，大米120克，蜂蜜30克。
- 做法：黑芝麻、大米洗淨入鍋，加入蜂蜜，煮粥服食。
- 用法：每日1次。
- 功效：防治阿茲海默症。

蓮子方

- 材料：蓮子20克，大棗9枚，蜂蜜15克。
- 做法：蓮子、大棗洗淨入鍋，加入蜂蜜，加水煎服。
- 用法：每日1次。
- 功效：防治阿茲海默症。

栗子粥

- 材料：栗子200克，山藥150克，白糖30克。
- 做法：將成熟鮮栗子去殼，成熟鮮山藥去皮，一同切成碎塊入絞汁機，加水150克，絞成漿汁，放入白糖拌勻，裝入湯碗中，

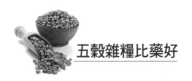

入蒸籠用大火蒸1小時起籠，待溫時即成。

🏺 用法：溫熱食用，每日1劑，分兩次用。

🏺 功效：防治年老體弱、腰膝酸軟、食欲不振。

🍵 榛子白糖方

🏺 材料：榛子300克，白糖30克，食用油15毫升。

🏺 做法：榛子去殼取仁，將鍋燒熱後加入食用油、榛子仁，文火翻炒，至色黃質酥，即拌入白糖，起鍋，裝盤備用。

🏺 用法：食用。

🏺 功效：防治記憶力減退、病後體虛。

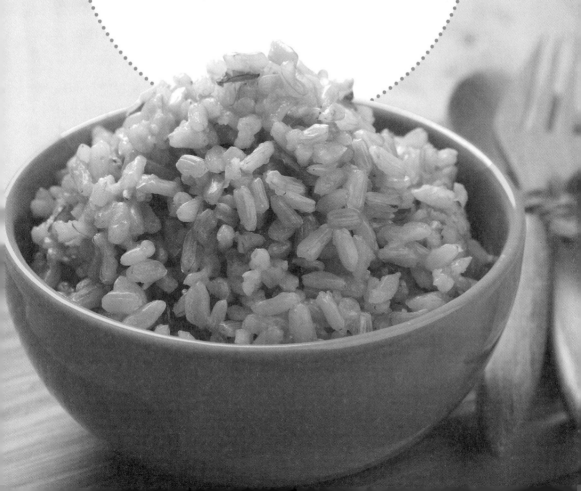

第六章

吃對五穀雜糧，
記性好、精力足、睡眠好

食物越來越豐富，身體卻越來越差；活得越來越體面，快樂卻越來越少⋯⋯當你生活壓力大的時候，回家吃飯吧，在五穀雜糧中尋找力量，回歸健康、愉悅的生活方式。

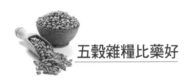

上班族多吃花生補補腦

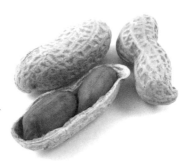

　　整日面對電腦、報告，上班族常常被折騰得頭暈腦漲，吃什麼能補腦？營養專家給出了答案：上班族及腦力勞動者應多食用花生等堅果及堅果類深加工食品，從而達到健腦益智的效果。

　　花生是中國人喜歡的傳統食品，花生有一定的藥用價值和保健功能，其中含有7%的多酚物質，多酚物質的抗氧化性是維生素E的50倍，可有效延緩衰老、增進智力，被古人稱為「人參果」，是世界公認的三大益智健腦堅果之一。另外兩種是核桃和葡萄籽，核桃俗稱「智慧果」，而葡萄籽也被稱為「美麗果」。

　　花生的吃法很多，生吃、煮熟、爆炒、油炸均可。但爆炒、油炸對花生中富含的維生素P和其他營養成分破壞很大，且使花生甘平之性變為燥熱之性，食之極易生熱上火。從養生保健及口味考慮，還是食用水煮花生為好，這種吃法不溫不火、易於消化、老少皆宜。

　　需要注意的是，花生米很容易受潮變黴，產生致癌性很強的黃麴毒素。黃麴毒素可引起中毒性肝炎、肝硬化、肝癌。這種毒素耐高溫，煎、炒、煮、炸等烹調方法都分解不了它，所以一定要注意不可吃發黴的花生米。

　　吃花生要連紅皮一起吃，花生外面那層薄薄的紅衣對人體有很多好處。女性朋友，尤其是處於經期、孕期、產後和哺乳期的女性更應該常吃、多吃，因為這些時期的女性失血和營養消耗較多，花生的紅衣對女性養血、補血很有好處。

　　民間一直有「天天堅果，心腦靈活」的說法。除了堅持食用堅

果，還可選用花生油、核桃油、葡萄籽油等堅果調和油來烹製食物，同樣也能補充堅果營養。預防醫學院檢驗結果表明，花生富含卵磷脂和腦磷脂，它是神經系統所需要的重要物質，能延緩腦功能衰退，抑制血小板凝集，防止腦血栓形成。每百克花生油含鋅量達8.48毫克，是沙拉油的37倍，菜籽油的16倍，豆油的7倍，而鋅能促進兒童大腦發育，啟動中老年人腦細胞，對延緩衰老有特殊作用。所以，多吃花生對預防老年人智力衰退及促進兒童智力發育也十分有益。

不適合食用花生的人

1.高脂血症患者：花生含有大量脂肪，高脂血症患者食用花生後，會使血液中的脂質水準升高，而血脂升高往往又是動脈硬化、高血壓、冠心病等疾病的重要致病原因之一。

2.膽囊切除者：花生裡含的脂肪需要膽汁去消化。膽囊切除後，儲存膽汁的功能喪失。這類患者如果食用花生，沒有大量的膽汁來幫助消化，常會引起消化不良。

3.消化不良者：花生含有大量脂肪，腸炎、痢疾等腸胃功能不良的患者食用後會加重病情。

4.跌打瘀腫者：花生含有一種促凝血因數。跌打損傷、血脈瘀滯者食用花生後，可能會使血瘀不散，加重腫痛症狀。

南瓜子補充腦力，是男人的最佳零食

平日我們所說的「腦子不夠用」，主要是指遇到了需要深入思考的問題，腦子就是轉不過來，往往感到心有餘而力不足。這是一種思

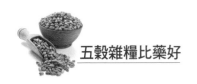

維的「短路」狀態，要解決它，除了平時多做一些思考訓練之外，還需要進行大腦營養的補充，吃一些補充腦力的零食，比如南瓜子。

南瓜子含有大量脂肪、蛋白質、維生素C、B族維生素、胡蘿蔔素、不飽和脂肪酸、超氧化物以及酶等，這些物質能使大腦經常處於興奮狀態，益智作用明顯。上班族在工作之餘常吃，可有效緩解大腦疲勞，激發大腦潛能，是大腦保健的理想零食。

近年來，還有營養專家指出，南瓜子是男人的最佳零食，因為南瓜子含有豐富的氨基酸、不飽和脂肪酸、維生素及胡蘿蔔素等營養成分。經常吃南瓜子不但可預防腎結石發生，還可促進患者排出結石。更重要的是，南瓜子中的活性成分和豐富的鋅，對前列腺有保健作用。

科學研究表明，男性的前列腺腫大、增生，通常是由於血液中缺鋅造成的。正常情況下，在前列腺中鋅含量比人體其他器官都高，這是因為男性雄激素的合成需要鋅這種礦物質。所以每天堅持吃一把南瓜子，可防治前列腺肥大，增進性功能。

因此，營養專家建議前列腺肥大的男性，每日嚼食去殼生南瓜子90克，早、中、晚各一次，每次約30克。一周為一個療程，可連續服2～3個療程，無不良反應。服後可使尿急、尿頻、尿痛及尿失禁等症狀減輕，夜尿減少。美國研究人員曾經發表的科研論文也指出「每天堅持吃一把南瓜子」可治療前列腺肥大，並使第二期症狀恢復到初期，明顯改善第三期病情，因為南瓜子中的活性成分可消除前列腺初期的腫脹，同時還有預防前列腺癌的作用。

南瓜子不僅可當作零食直接食用，還有很多其他的食用方法：比如在南瓜子上加一些香料，然後在烤箱中烤出自己喜歡的味道；另外，在烤餅乾時同時加入南瓜子、核桃仁和杏仁，可達到營養加倍的效果；烙餅時既可加入南瓜子，也可放一些南瓜；做沙拉時也可放一

些南瓜子，讓菜肴變得更加豐富。

美國營養學家喬伊·鮑爾稱讚南瓜子是一種高營養的理想零食，因為南瓜子裡含有非常豐富的鐵、鋅、鎂、錳等營養物質和健康的脂肪。當然，南瓜子的熱量較高，所以最好一次不要吃太多。

益氣補脾，富含澱粉酶的山藥當仁不讓

脾為後天之本，是人體存活的根本，只有脾好了，人的身體才能正常地運轉。如果你經常流口水、眼皮下垂，說明你的脾不好，這時候一定要好好補脾。那麼補脾最好的東西是什麼呢？山藥是你最好的選擇。

山藥中以淮山藥為最，是一種具有高營養價值的健康食品。山藥口味甘甜，性質滋潤平和，歸脾、肺、腎經。中醫認為它能補益脾胃、生津益肺、補腎固精。對於平素脾胃虛弱、肺脾不足或脾腎兩虛的體質虛弱，及病後脾虛泄瀉、虛勞咳嗽、遺精、帶下、小便頻數等非常適宜。

《本草綱目》對山藥的記載是：「益腎氣，健脾胃，止瀉痢，化痰涎，潤皮毛。」因為山藥的作用溫和，不寒不熱，所以對於補養脾胃非常有好處，適合胃功能不強，脾虛食少、消化不良、腹瀉的人食用。患有糖尿病、高血脂的老年人也可適當多吃山藥。

現代醫學證實，山藥含有澱粉酶、多酚氧化酶等物質，有利於脾胃消化吸收，是一味平補脾胃的藥食兩用之品。不論脾陽虧或胃陰虛，皆可食用。臨床上常與胃腸飲同用治脾胃虛弱、食少體倦、泄瀉等病症。

注意，山藥切片後需立即浸泡在鹽水中，以防止氧化發黑；新鮮

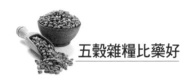
山藥切開時會有黏液，極易滑刀傷手，可以先用清水加少許醋洗，這樣可減少黏液。山藥不要生吃，因為生的山藥裡有一定的毒素。山藥也不可與鹼性藥物同服。

此外，山藥皮中所含的皂角素或黏液裡含的植物鹼，少數人接觸會引起山藥過敏而發癢，處理山藥時應避免直接接觸。最好用削皮的方式，且削完山藥的手不要亂碰，馬上多洗幾遍手，要不然就會抓哪兒癢哪兒。

 推薦食譜

山藥茯苓粥

- 材料：山藥50克，茯苓50克，炒焦白米250克。
- 做法：將所有材料加水煮成粥。
- 功效：健脾養胃。

扁豆山藥羹

- 材料：扁豆100克，紅糖30克，新鮮山藥50克。
- 做法：先將扁豆用淘米水浸泡後去皮，山藥去皮洗淨切小塊，與扁豆一起放入鍋中，加水1000毫升，然後加紅糖調勻即可。
- 功效：健脾化濕。

山藥羊肉湯

- 材料：羊肉500克，山藥150克，薑、蔥、胡椒、紹酒、食鹽適量。
- 做法：

1. 羊肉洗淨切塊，入沸水鍋內，焯去血水；薑、蔥洗淨，用刀拍破備用。
2. 山藥片清水浸透與羊肉一起置於鍋中，放入適量清水，將其他配料一同投入鍋中，大火煮沸後改用文火燉至熟爛即可。

🥫 功效：補脾胃，益肺腎。

小麥胚芽、大麥纖維，都是養心的良藥

中醫認為，小麥入心、脾、腎經，具有養心、益腎、除熱、止渴的作用。《本草再新》把小麥的功能歸納為四種：養心，益腎，活血，健脾。《醫林纂要》又概括了它的四大用途：除煩，止血，利尿，潤燥。失眠、心煩、莫名悲傷者可用帶皮的全小麥熬粥喝，症狀嚴重者可加入甘草、大棗一起加水煎煮，溫服，可有疏肝理氣、調暢心機的作用。

現代醫學證實，小麥的營養價值很高，所含碳水化合物約占75％，蛋白質約占10％，是補充熱量和植物蛋白的重要來源。小麥還含有脂肪、鈣、磷、鐵及B族維生素等多種營養成分。小麥胚芽更是被譽為「人類天然的營養寶庫」，食用可增強記憶力、解除疲勞，尤其能養護心臟、神經和血管。

對於更年期婦女，食用未精製的小麥還能緩解更年期綜合症；小麥粉（麵粉）還具有良好的嫩膚、除皺、祛斑等功效。

因心血不足而導致失眠多夢、心悸不安、多哈欠的人適宜食用；患有腳氣病和末梢神經炎的人也適宜食用，但食用時以全麥食品為佳。糖尿病患者不宜食精麵粉，這類人可吃含麥麩較多的全麥食品或粗麵粉。

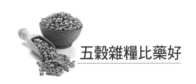

大麥也是養心的佳品。《本草經疏》中記載：「大麥，功用與小麥相似，而其性更平涼滑膩，故人以之佐粳米同食。或歉歲全食之，益氣補中、實五臟、厚腸胃之功，不亞於粳米。」

現代醫學證實，大麥含有大量的膳食纖維，不僅可刺激腸胃蠕動，達到通便作用，還可抑制腸內致癌物質產生，降低血中膽固醇，預防動脈硬化，因此巴基斯坦人又譽其為「心臟病良藥」。

美國食品及藥物管理局證實，穀類食品、麵包和其他含有完整或粉碎大麥顆粒的食品，有減少患心臟疾病危險的功效。大麥能降低人體總膽固醇水準和低密度脂蛋白膽固醇水準。如果每天吃100克大麥麩，能有效降低人體血漿中膽固醇和糖的濃度，與注射胰島素的效果幾乎一樣。

葵花子讓你心情好，不失眠

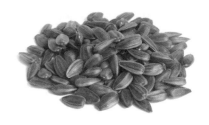

生活越來越好，快樂卻越來越少。整天忙忙碌碌，上班族的心情也會受到影響，特別容易引發或加重憂鬱症，經常進食富含B族維生素的食物，對改善不良情緒及憂鬱症將大有裨益，而葵花子中就含有大量的維生素B_8。美國生物學證實，葵花子能輔助治療憂鬱症、神經衰弱、失眠症等，還能增強記憶力。可見，經常吃點葵花子，對上班族非常有益。

此外，上班族是心腦血管疾病的多發人群，而葵花子中富含亞油酸，亞油酸能有預防高血壓、動脈硬化等心腦血管疾病的作用。

另外，因亞健康引起的手足皸裂，往往是由於自主神經功能紊亂、缺乏維生素及營養不良等引起的。為了預防這一惱人症狀，除了要

注意添加衣服保暖外，還應注意補充維生素，尤其要注意補充維生素E。因為維生素E是出色的抗氧化劑，有助於維持神經、肌肉組織的正常，使毛細血管壁更穩固，這樣原本瘀滯的血液循環就可恢復順暢。

而葵花子中含有蛋白質、脂肪、多種維生素和礦物質，其中亞油酸的含量尤為豐富，有助於保持皮膚細嫩，防止皮膚乾燥和生成色斑。且葵花子是維生素E含量最為豐富的食品之一，同時葵花子中熱量也較高，每100克（去皮）所含的熱量約為610千卡，比同等重量的米飯、豬肉、羊肉、雞鴨肉所含的熱量都要高，可以抵擋忙碌的一天。每天吃一把葵花子，就能補充人體一天所需的維生素E。

需要注意的是，一般商店賣的都是炒好的葵花子，其中有不加任何調味劑的原味葵花子，還有加了甘草、奶油、綠茶、巧克力等不同配料炒製的多種口味葵花子，如果只是作為零食吃，可依據自己的喜好隨意選擇；如果要作為日常保健品，則最好選擇沒有經過調味的原味葵花子，這樣才能有好的功效。

葵花子熱量較高，不宜多食，以每日50克為宜，以免上火、口舌生瘡，肥胖者尤應注意。吃葵花子時，最好用手剝皮，這是因為經常用牙嗑葵花子，容易使口角糜爛，且吐殼時將大量津液一同吐掉，時間久了容易導致口舌乾燥、味覺遲鈍、食欲減少。另外，過多食用葵花子會消耗體內的膽鹼，從而影響肝細胞的正常生理功能，所以患有肝炎、肝硬化的患者，最好和葵花子保持距離。

米麵混吃抗衰老

在南方，人們以稻米為主；而在北方，人們以麵食為主。但是現在專家開始極力提倡人們把米和麵粉混合起來吃。這是為什麼呢？

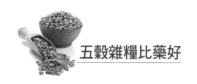

根據專家研究認為，人體衰老的過程是細胞耗氧時代謝出的「自由基」與它遇到的一切分子發生生物反應，極大地破壞了細胞組織，從而形成了人體衰老。研究還發現，一些致癌物質也是通過「自由基」讓人患上癌症的，腫瘤患者的「自由基」損傷物要比正常人的含量高出2～4倍。醫務人員曾為這些患者做抗「自由基」治療，使患者的症狀得到了改善。另外，在亞洲，壯年男性在夜間突然死去的綜合症發病率較其他地方要高得多。據醫學研究表明，發生這一病症的原因是他們單獨食用精製稻米而缺乏維生素B_1。

研究人員認為，當人體內維生素B_1不足時，脫羧酶活性將會下降，糖代謝發生障礙，丙酮酸不能進入檸檬酸循環，從而貯留在人體內引起中毒；還可能引起神經系統、消化系統的變性等症狀，導致心臟衰竭。由於麵粉中含有較多的抗「自由基」微量元素，而粗製稻米中含有較多的維生素B_1。所以如果米麵混吃，維生素B_1和麵粉中抗「自由基」的微量元素的攝入量就會增加，共同吸收則可減少腫瘤發生，或補充維生素B_1，就可減少死亡。這是減緩衰老、實現長壽的方法之一。

熬夜族喝點荷花桂圓茶

通宵達旦的工作使大腦得不到應有的休息，從而會出現頭腦昏沉、不清醒的情況，這是很多熬夜族的共同經驗。那麼熬夜時如何讓自己緊張的神經安定下來，如何讓自己擺脫昏沉之感呢？也許你需要一杯清新安神的荷花桂圓茶。

荷花桂圓茶的製作方法十分簡單，首先準備荷花1朵，桂圓100克，白糖15克。然後把荷花清洗乾淨後撕成瓣，切成3公分見方的塊，

桂圓則去掉皮和核待用。接著將荷花、桂圓放入鍋內，加入適量的清水後開始燒煮，燒沸3分鐘後，過濾去渣，加入白糖即可。

荷花不僅適合觀賞，而且有一定的藥用價值。早在秦漢時期，先民就開始將荷花作為滋補的藥用。荷花性溫，味苦、甘，具有生津止渴、活血化瘀、止血止痛、消風祛濕、清心涼血、補脾澀腸、清熱解毒等功效。研究還發現，荷花中含有多種黃酮類，如木樨草素、槲皮素、異槲皮甙、山柰酚、山柰酚-3-半乳糖葡萄糖甙、山柰酚-3-二葡萄糖甙等。將荷花做成食物，不僅味道鮮美，還可預防和治療各種出血、失眠多夢、皮膚濕疹等疾患。

桂圓又名「龍眼」，有「益智」、「驪珠」等別稱。新鮮的桂圓肉嫩汁甜，美味可口，烘成乾果後除了可食用還可入藥。桂圓的營養價值非常高，含有豐富的蛋白質、脂肪、鈣、鐵、核黃素、腺普林、膽鹼、酒石酸、煙酸、抗壞血酸等多種營養物質，對人體健康十分有益。

中醫認為，心主血脈與神智，與精神、意識思維活動有關。夜貓族長期熬夜，思慮過度，勞心傷脾，容易出現心悸怔忡、失眠健忘、神疲乏力等症狀。而桂圓肉甘溫滋補，可以入心、脾兩經，具有安神的作用，對治療失眠、心悸、健忘、神經衰弱、記憶力減退十分有效，是補心健脾的佳品。從「益智」這個別名就可以看出，桂圓確實有養心益智的獨特功效。同時熬夜族的工作壓力大，作息不規律，極容易出現氣血不足的情況，尤其是女性上班族，常常會面色蒼白或萎黃，倦怠乏力，心悸氣短等。桂圓的補益效果十分好，十分適合體虛的上班族食用。

桂圓肉能抑制脂質過氧化和提高抗氧化酶的活性，具有一定的抗衰老作用。有專家提出，應將桂圓列為不可多得的抗衰老食品。經研究發現，桂圓還具有提高人體免疫功能的作用，可以降血脂，增加冠

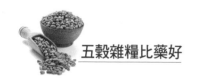

狀動脈血流量，增強身體素質，並能有效抑制子宮癌細胞。

用荷花和桂圓製成的荷花桂圓茶既具有荷花的清香，又具有桂圓的甜蜜，是熬夜族不可多得的一款美味飲品。更重要的是，荷花桂圓茶能有效緩解熬夜族的疲勞，起到安神的作用。

應酬族、精細族怎樣吃才營養均衡？

一、應酬族：主食不能少

中午一到吃飯時間就呼朋引伴，相約到外面吃館子。晚上聚會多，常常一晚無奈趕兩三場，帶著還未完全消化的前一頓趕到下一頓。

營養陷阱：即使同樣的菜肴，餐館做出來的也和自家的大相逕庭。常言說，「油多不壞菜」，在追求色香味俱全的飯店裡，通常採用煎、炒、炸的方法，並將「高油、高鹽、高糖」發揮到了極致。一道家常的魚香肉絲，進到飯店裡，就能用掉60～70克的油。就連一道炒青菜，往往也要經過「明油亮芡」的工藝，又多吃了十幾克油。

營養補充清單：館子吃多了，食鹽的攝入量自然會高。而鉀是鈉的剋星，能排出人體內多餘的鈉。含鉀較豐富的蔬菜有紫菜、海帶、香菇、蘆筍、豌豆苗、萵筍、芹菜等。

葷菜幾乎都是酸性食品（奶類、血製品除外），富含蛋白質、碳水化合物、脂肪等，所以要和鹼性食物搭配著吃。含鹼量最高的要數海帶，其次是青菜、萵筍、生菜、芹菜、香菇、胡蘿蔔、蘿蔔等。

外面吃飯普遍存在一個問題，就是葷菜點得太多、素菜幾乎沒有。一般推薦一桌菜中，葷素各占一半。如果葷菜中配有香菇、木

耳、冬筍，可以多把筷子伸向這些菜餚。點菜時，應適當點一些調味清爽的菜，如清蒸、白灼、清燉菜等。有一兩個濃味菜餚過癮即可，再配個酸辣小菜，用來提神醒胃。

主食建議選蒸煮的，比如清湯麵、白飯等，素餡包子也不錯，發麵的皮容易消化，餡也不油膩。此外，要少吃蔥油餅等含油較多的主食。

推薦菜品：澱粉食品（如蕎麥麵等）、根莖類食品（如藕片、山藥等）和水果沙拉等素食為主，配上一兩個少油脂的魚肉類和豆製品，涼菜不妨點個生拌蔬菜。

二、精細族：多吃點渣

在這一族群的眼裡，精細是一種態度和生活品質，吃飯也要精雕細琢，這是原則。

營養陷阱：只吃精米細糧、色香味俱全的菜餚，因為過度加工，一些營養素流失殆盡，比如膳食纖維和B族維生素。此外，對飲食精緻主義者來說，最常擺在面前的健康問題就是便秘。

營養補充清單：粗纖維食物屬於「多渣食品」，多吃這類食物能消除「少渣食品」對人體造成的危害。含粗纖維較多的食物主要有小米、玉米、麥片、花生、水果、捲心菜、蘿蔔等。

粗糧至少占到全天主食量的一半以上，只有長期堅持這個量，才能達到吃粗糧的功效。煮粥時在大米中加上一把小米或者切幾塊紅薯加進去，做飯時加點黑米做成二米飯，都是省時省力攝入粗糧的好辦法。

如果你已經便秘，不妨每天喝一杯益生菌含量高的優酪乳，並多選用一些豆類、薯類、菇類食物，這些食物與蔬菜、水果都是膳食纖維的良好來源，可讓你的腸道動起來。

推薦菜品：地瓜飯、五穀飯。

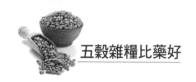

三、五穀雜糧是心臟的「守護神」

近些年來，迫於健康所需，人們漸漸認識到粗糧對人體需求的重要性，民眾開始意識到，經過精加工的食物，不僅流失了皮中的營養，且喪失了胚芽中的營養。要知道胚芽是生命的起點，它的功效可直接進入人體的心臟系統，對心臟有非常好的保健作用。

且粗糧中含有大量的纖維素，纖維素本身會對大腸產生機械性刺激，促進腸蠕動，使大便變軟暢通，這對於預防腸癌和由於血脂過高而導致的心腦血管疾病十分有利。

因此，要保護好心臟，平時一定要多吃粗製的食物，特別是心臟不好的人，在選購糧食時，一定要記得多給心臟選點粗製的糧食，盡量買胚芽沒有被加工掉的糧食，比如全麥、燕麥、糙米等，這些食物都是心臟的「守護神」。

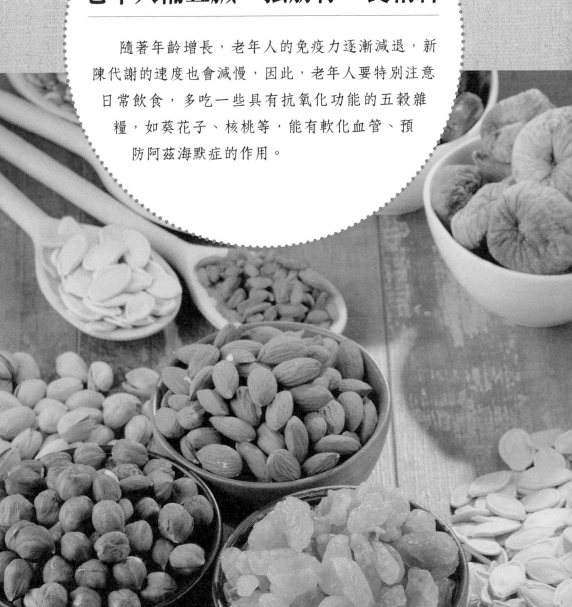

第七章

吃對五穀雜糧，
老年人補五臟、強筋骨、養精神

隨著年齡增長，老年人的免疫力逐漸減退，新陳代謝的速度也會減慢，因此，老年人要特別注意日常飲食，多吃一些具有抗氧化功能的五穀雜糧，如葵花子、核桃等，能有軟化血管、預防阿茲海默症的作用。

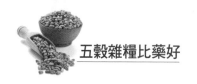

老年人的營養觀念要及時更新

　　飲食和營養是老年人精力充沛、身心健康、延年益壽的物質基礎。長期以來，一些陳舊的觀念使不少老年人產生年紀大了不需講究營養的想法，但也有些老年人怕身體發胖和膽固醇增高，表現為這不敢吃，那不敢嘗，結果是直接影響老年人的健康。人體器官功能和細胞正常代謝都有賴於必需營養的供給，營養不足會引起許多疾病並使人過快衰老，營養過剩也會給老年人帶來問題，諸如肥胖、高血壓、糖尿病等。

　　營養不良包括營養不足和營養過剩兩種概念，因此老年人攝取營養既不能缺乏，也不能過量。老年人要講究營養是由其特殊的生理狀況所決定的。隨著年齡增加，人體各器官的生理功能都會有不同程度的減退，尤其是消化和代謝功能，直接影響人體的營養狀況，如牙齒脫落、消化液分泌減少、胃腸道蠕動緩慢，使人體營養成分吸收、利用下降。故老年人必須從膳食中獲得足夠的營養素，尤其是微量營養素。

　　老年人胃腸功能減退，應選擇易消化的食物，以利於吸收利用。但食物不宜過精，應粗細搭配。一方面主食中應有粗細糧搭配，粗糧如燕麥、玉米所含膳食纖維較大米、小麥為多；另一方面食物加工不宜過精，穀類加工過精會使大量膳食纖維流失，並將穀粒胚乳中含有的維生素和礦物質流失。

　　膳食纖維能增加腸蠕動，能有預防老年性便秘的作用。膳食纖維還能改善腸道菌群，使食物容易被消化吸收。近年的研究還說明膳食纖維尤其是可溶性纖維對血糖、血脂代謝都有改善作用，這些功能對老年人特別有益。隨著年齡增長，非傳染性慢性病如心腦血管疾病、糖尿病、癌症等發病率明顯增加，膳食纖維還有利於這些疾病的預防。

胚乳中含有的維生素 E 是抗氧化維生素，在人體抗氧化功能中有著重要作用。老年人抗氧化能力下降，使患非傳染性慢性病的危險增加，故從膳食中攝入足夠量的抗氧化營養素十分必要。另外，某些微量元素，如鋅、鉻對維持正常糖代謝有重要作用。

老年人基礎代謝下降，從老年前期開始就容易發生超重或肥胖。肥胖將會增加患非傳染性慢性病的危險，故老年人要積極參加適宜的體力活動或運動，如走路、打太極拳等，以改善各種生理功能。但因老年人血管彈性降低，血流阻力增加，心腦血管功能減退，故活動不宜過量，否則超過心腦血管承受能力，反會使功能受損，增加該類疾病的危險。因此老年人應特別重視合理調整進食量和體力活動的平衡關係，把體重維持在適宜範圍內。

老年人飲食習慣應遵照「3＋3」原則

美國一項最新研究報告顯示，零食可幫助65歲以上老年人獲得足夠的熱量。2000名受訪者通常每天平均攝入2～5次零食，每次可攝入150千卡熱量，且吃零食並不會影響老年人的食欲。

零食可不是小朋友或年輕人的專利，老年人適當吃些零食，對熱量的補充和營養平衡很有好處。

專家建議，老年人每天除了三頓正餐外，還要有三頓加餐，一些小零食作為加餐最合適不過了。老年人吃零食要吃得科學，65歲以上老人早餐後2～3小時，約上午10時吃一次零食，可選擇維生素含量高的蘋果、香蕉、橘子、奇異果、西瓜等新鮮水果。午飯後小憩一會兒，等到下午3點左右可來點種子類的零食，如葵花子、花生、核桃仁、松子等。不過，種子類的零食雖然能提供豐富的蛋白質、脂肪及

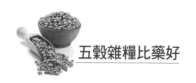
多種微量元素，但缺點是熱量太高，因此不宜多吃。瓜子、花生、松子限制在10粒左右，核桃仁兩個就足夠了。

年輕人保持身材不主張睡前進食，但老年人在睡前稍吃些零食對身體有益，一小杯125毫升的優酪乳加2片餅乾，不僅能幫助老年人更快入眠，還有補鈣、預防膽結石的功效。

人過中年以後的進食方式就應該像「羊吃草」那樣，餓了就吃點，每次吃不多，胃腸總保持不饑不飽的狀態。每天飲食遵照「3+3」原則，做到三頓正餐和三頓加餐，營養就能均衡了。

專家特別提醒，對於肥胖或有糖尿病的老年人來說，含糖量高的各種糖類和巧克力，最好還是敬而遠之。

老年人的「五色餐」

老年人膳食標準：

60歲以上的老年人每天應供應熱量2000千卡，蛋白質70克，其中主食500克。

75歲以上的供應熱能為1800千卡，蛋白質65克，其中主食400克。

80歲以上的熱能為1690千卡，蛋白質60克，主食225克。

90歲以上的熱能為1200千卡，蛋白質59克，主食200克。

飲食要點如下：

1.每日一杯牛奶。

2.每日250克左右主食（碳水化合物）。

3.每日三份，早、午、晚餐各一份蛋白食品，每份有瘦肉、1個大雞蛋、100克豆腐、100克魚蝦、100克雞鴨。

4.記住：有粗有細，不鹹不甜，三四五頓、七八分飽。

5.每日500克蔬菜和水果（400克新鮮蔬菜，100克水果）。

紅：每日飲50～100毫升紅葡萄酒。

黃：黃色蔬菜。胡蘿蔔、紅薯、南瓜、玉米、番茄等富含胡蘿蔔素。

綠：綠茶及綠色蔬菜。

黑：黑木耳等黑色食品。

白：豆腐、燕麥粉和燕麥片。

主食不宜過於精細

「食不厭精，膾不厭細」是孔子《論語·鄉黨》中的話，但從營養學的角度分析，不僅不能「食不厭精」，還要在平日三餐中多食一些粗糧，這是幫助我們預防疾病的有效手段。

隨著生活條件改善，現代人飲食越來越精細，脂肪和快速消化的碳水化合物含量高，膳食纖維早已被當作渣滓去掉了。這些食物雖然比較好消化，但是油多了，維生素少了，對人體有益的膳食纖維也逐漸減少了。在吃精白米、精白麵等精細食物的同時，糖尿病、高血脂、高血壓等富貴病很可能會追隨而來。而碳水化合物攝入量過高的話，會影響到葡萄糖及胰島素的新陳代謝功能，阻止大腦利用糖分，這和2型糖尿病的發病機理非常類似，大量攝入精細主食等碳水化合物，容易增加認知障礙的風險。所以，一日三餐的安排要多換換口味，適當吃些粗糧來均衡一下飲食結構。

「粗糧」雖然較難下嚥，但營養卻一點都不比細糧差。比如，蕎麥含有的賴氨酸是小麥的3倍，蕎麥粉還含有豐富的B族維生素。無論熱量還是營養豐富程度，蕎麥都高於小麥。再比如，小米中的胡蘿蔔素、B族維生素含量很高；紅薯裡有大量的鐵和鈣；豌豆、綠豆、紅小

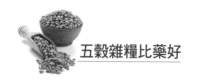

豆裡則有大量的氨基酸及磷等微量元素。

粗糧中的植物化學物質還是一種抗氧化劑，能對抗衰老，延緩認知功能衰退。同時，粗糧還能有效幫助身體排出體內廢料，讓胃腸道「清潔」起來，它們其中的主要成分是膳食纖維，包括纖維素、半纖維素、果膠等。由於人體的消化道內沒有消化膳食纖維的酶，所以它對人體是沒有直接營養價值的。但膳食纖維具有刺激胃腸蠕動、吸納毒素、清潔腸道、預防疾病等多種功能，是其他營養素所無法替代的。如果長期偏食精細食品，不僅容易患上富貴病，還有可能會導致胃納小、胃動力不足、消化力弱，尤其是對兒童的健康影響更大。所以說，出於健康的考慮，我們要在三餐中採取粗細搭配，盡可能多吃一些富含膳食纖維的食品。特別是長期坐辦公室、接觸電腦較多、應酬飯局較多的人更要多吃一些粗糧。

精米麵可以和粗糧如玉米、小米、高粱米等搭配進食，細糧、粗糧的健康比例為2：1或1：1，這樣一來就不用擔心營養不均衡了。像玉米、小米、紅米、紫米、高粱、大麥、燕麥、蕎麥等都屬於粗糧，除了這些穀物，還有豆類，比如黃豆、綠豆、紅豆、黑豆、蠶豆等；另外，像紅薯、馬鈴薯、山藥，也屬於粗糧，都可適量隨意搭配在三餐中食用。

老年人早餐最好吃發麵食物

麵粉的營養豐富，富含蛋白質、碳水化合物、維生素和鈣、鐵、磷、鉀、鎂等礦物質，有養心益腎、健脾厚腸、除熱止渴的功效，但如果烹調和食用方法不當，就會造成糧食中某些營養素被破壞。同時，各種不同做麵食的方法，在保存營養成分方面也有很大出入。發

酵後的饅頭、麵包、花卷、發糕就比大餅、麵條等沒有發酵的食品營養更豐富，原因就在於所使用的酵母。

研究證明，酵母不僅改變了麵團結構，讓其變得更鬆軟好吃，還大大增加了它的營養價值，讓人更容易消化。老年人消化系統逐漸減弱，所以最好吃發麵。

吃發麵還有很多好處，首先發酵的麵食一般熱量較低，發酵過程中要消耗碳水化合物的能量，是減肥人士首選的健康食品。其次，酵母有助消化作用，正因如此，饅頭、麵包比同樣體積的米飯熱量要低，前者只相當於後者的一半，脂肪和糖類含量比米飯更低，所以人們可能感覺主食吃饅頭、發糕會餓得快。

老年人早餐最好吃發麵食物，因人體經過一夜的睡眠，清晨起床身體還未被「啟動」，且老年人的腸胃功能相對年輕人更弱，如果吃油炸食物或重油厚味，不易被胃腸消化吸收。吃饅頭、花卷等食物再搭配豆漿或牛奶是不錯的選擇。

另外像是身體瘦弱、兒童和老年等消化功能較弱的人也很適合吃發麵，而處於康復期的患者或胃腸功能較弱的人也應該多吃，糖尿病患者則較不推薦發麵麵食。

燕麥是老年人長壽的好幫手

燕麥片是早餐搭配中很不錯的一個選擇，不僅口感很好，還對身體有諸多好處。燕麥中的纖維很容易被身體吸收，它還與心臟健康有關，不但能讓你有飽腹感，還可幫助人體延緩衰老。

當然，除了當作早餐外，也可以用燕麥做午餐，用它做主食，配上喜歡的蔬菜一起吃，既方便又健康。燕麥片可有效降低人體中的膽

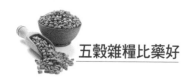

固醇、水溶性纖維及 β-聚葡萄糖，還可降低血中總膽固醇及低密度脂蛋白膽固醇的量，從而有效幫助降低罹患心腦血管疾病的風險，還能增加膽酸的排泄。經常食用燕麥片，能夠對中老年人的主要威脅——心腦血管病有一定的預防作用，燕麥可說是老年人長壽的好幫手。

而對年輕人和上班族來說，燕麥片的營養豐富和食用方便，也成了大家選擇它當三餐的原因。在三餐中安排燕麥片再搭配牛奶、水果、蔬菜等食物，是既健康又簡便的方法。

燕麥適合一般人食用，尤其適合老年人、婦女、兒童、便秘、糖尿病、脂肪肝、高血壓、動脈硬化者。但虛寒病患者、皮膚過敏、腸道敏感者不宜吃太多燕麥，以免引起脹氣、胃痛、腹瀉。

燕麥不能和菠菜一起食用，長期食用的話會影響鈣的吸收；燕麥和山藥搭配可益壽延年，是糖尿病、高血壓、高血脂患者的食療佳餚。

一日三棗，長生不老

無論是鮮棗、乾棗或經過加工的紅棗、黑棗、蜜棗等，都是人們喜歡的食品。「一日三棗，長生不老」更是在民間廣為流傳。棗的營養價值極高，特別是維生素C的含量為一切果品之冠。據科學測定，鮮棗每100克可食部分中大約含蛋白質1.2克、脂肪0.2克、糖24克，能產生熱量103千卡，此外還含有鈣41毫克、磷23毫克、鐵0.5毫克，維生素C高達380毫克，及胡蘿蔔素、維生素B_2等營養物質。至於乾棗，營養價值更高，是年老體弱者的傳統滋補品。

中醫認為大棗性溫味甘，具有健脾胃、補中益氣、養血生津的功效，可治療脾胃虛弱、氣血虧虛等病症。近來引起人們注意的是，棗對某些癌症有抑制和防治的效果。另外，棗是一種緩和滋補食物，經

常食用，對身體虛弱、脾胃不和、消化不良等患者很有好處。

棗含維生素P，有健全人體毛細血管的重要作用，能防治心血管疾病和高血壓。

紅棗的用法有多種，可煮、可蒸、可生食、可製甜羹、可入各類補膏及湯藥。

紅棗可經常食用，但不可過量，否則有損消化功能，還會導致便秘等病症。此外，紅棗糖分豐富，不適合糖尿病患者吃，以免增高血糖，使病情惡化。

紅棗的健康食療方

紅棗煲花生，對腳氣病患者有輔助治療作用。

紅棗蓮藕湯能補血，使膚色紅潤。

紅棗與芹菜一起煎服，有助降低膽固醇和軟化血管。

在紅棗裡加點花旗參，可健脾胃、清熱氣。

紅棗赤豆粥、紅棗糯米粥，自古以來就是年老、虛弱者的保健飲食。

腸胃較易脹氣者，應加些生薑同煮，才不會脹氣。

板栗「腎之果」，生吃效果好

板栗又稱毛栗、栗子等，性甘糯爽口，營養豐富，素有「乾果之王」的美譽。它對人體有著很強的滋補功能，可與人參、黃芪、當歸等媲美，故又被稱為「腎之果」。

中醫認為，栗子能壯腰補腎，活血止血。中醫認為栗子味甘，性溫，無毒，入脾、胃、腎三經，功能為補脾健腎、補腎強筋、活血止血，適用於脾胃虛寒引起的慢性腹瀉，腎虛所致的腰膝酸軟、腰肢不

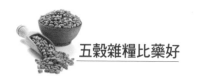

遂、小便頻數及金瘡等症。唐代孫思邈說：「栗，腎之果也，腎病宜食之。」《本草綱目》中指出：「治腎虛、腰腳無力，以袋盛生栗懸乾。每日吃十餘顆，次吃豬腎粥助之，久必強健。」因而，腎虛者不妨多吃栗子。

但是板栗的吃法也有講究。民間用板栗補養、治病的方法很多，但多數人都是熟吃，殊不知，生食板栗補腎的效果更好。唐代醫藥學家孫思邈在《千金方·食治》中說：「（板栗）生食之，治腰腳不遂。」強調了「生吃」這一方法。

唐宋八大家之一的蘇轍，有首詩中寫道：「老去自添腰腿病，山翁服栗舊傳方。客來為說晨興晚，三嚥徐妝白玉漿。」這其中所提到的「服栗舊傳方」就是指把新鮮的栗子放在口中細細咀嚼，直到滿口白漿，然後分次慢慢吞嚥下去。這也正是食栗補腎的科學方法。

人到中老年，由於陽氣漸漸衰退，不僅會出現腰膝酸軟、四肢疼痛，還可能出現牙齒鬆動甚至脫落，這些都是腎氣不足的表現，當從補腎入手，及早預防，食用生板栗就是可行的方法之一。每天早晨和晚上，把新鮮的栗子放在口中細細咀嚼，直到滿口白漿，然後再慢慢吞嚥下去，就能收到不錯的補益治病效果。中老年人若養成每日早、晚各吃風乾生板栗5～10枚的習慣，就能有效預防和治療腎虛、腰酸腿痛。需要說明的是，脾胃不好的人生食不宜超過5枚。

此外，生食板栗也有止血的功效，可治吐血、衄血、便血等常見出血症。將生板栗去殼，搗爛如泥，塗於患處可治跌打損傷、瘀血腫痛等，中醫臨床證明有一定療效。

且栗子中含有豐富的不飽和脂肪酸和維生素、礦物質，能預防高血壓、冠心病、動脈硬化、骨質疏鬆等疾病，是補腎抗衰老、延年益壽的滋補佳品。栗子含有核黃素，常吃栗子對日久難癒的小兒口舌生

瘡和成人口腔潰瘍有益。栗子是碳水化合物含量較高的乾果品種，能供給人體較多的熱能，並能幫助脂肪代謝，具有益氣健脾、厚補胃腸的作用。栗子含有豐富的維生素C，能夠維持牙齒、骨骼等的正常功用，可延緩人體衰老，是老年人理想的保健果品。

但栗子含糖分高，糖尿病患者應當少食或不食；脾胃虛弱、消化不良或患有風濕病的人也不宜食用。

黑豆粥：美味入口，血通筋骨壯

黑豆，又名烏豆，含豐富的蛋白質、多種礦物質和微量元素。中醫認為，其味甘、性平、無毒，有解表清熱、養血平肝、補腎壯陰、補虛黑髮之功效。李時珍曰：「黑豆入腎功多，故能治水、消脹，下氣，治風熱而活血解毒。」

1.高蛋白、低熱量：黑豆的蛋白質含量最高達36%～40%，相當於肉類含量的2倍、雞蛋的3倍、牛奶的12倍。黑豆的18種氨基酸含量豐富，特別是人體必需的8種氨基酸含量，較美國FDA規定的高級蛋白質標準還高。黑豆含有19%的油脂，其中不飽和脂肪酸80%，吸收率高達95%以上，除了能滿足人體對脂肪的需求外，還有降低血液中膽固醇的作用。膽固醇是許多老年性疾病的罪魁禍首，而黑豆不含膽固醇，只含一種植物固醇，具有抑制人體吸收膽固醇，

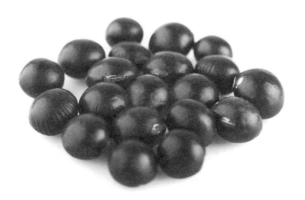

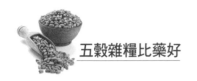

降低血液中膽固醇含量的作用。對老年人而言，能軟化血管、滋潤皮膚、延緩衰老，特別是對高血壓、心臟病、動脈硬化等老年性疾病大有益處。

2.增強活力、精力：根據中醫理論，豆乃腎之穀，黑色屬水，水走腎，所以黑豆入腎功能多。人的衰老往往從腎機能顯現，要想延年益壽，防老抗衰，增強活力、精力，首先必須補腎。在中醫學中，黑豆入藥，黃豆不入藥，凸顯黑豆不同於黃豆的特殊祛疾保健功能。

3.防止大腦老化：黑豆中約含2%的蛋黃素，能健腦益智，防止大腦因老化而遲鈍。日本科學家發現，黑豆中有一種能提高強化腦細胞功能的物質。黑豆含有豐富的微量元素，每100克黑豆中，含鈣370毫克、磷577毫克、鐵12毫克，其他如鋅、銅、鎂、鉬、硒、氟等含量都不低，這些元素能滿足大腦的需求而延緩腦機體衰老，能降低血液黏稠度，保持身體功能完整。

4.美容養顏：古代很多重要藥典都記載黑豆可駐顏、明目、烏髮，使皮膚變白嫩；宋朝文學家蘇東坡，曾記述當時京城汴梁宮廷內外，少男少女為了美容而服食黑豆的情景。古代著名的美容藥品七寶美髯丹，主要成分就是黑豆。為什麼黑豆有助美容養顏呢？因為黑豆含有豐富的維生素，尤其是維生素E和B族維生素含量甚高，其中維生素E的含量較肉類高5～7倍，維生素E是人類發現的最好的保持青春健美、延長生命的物質。

5.預防便秘：黑豆中粗纖維含量達4%，超過黃豆很多，粗纖維素具有良好的通便作用，便秘是中老年人普遍的問題，現代人飲食過於講求精緻，以致粗纖維素攝入過少，加重了腸道負擔，容易產生便秘，會引起痔瘡腸癌的發生。每天吃點黑豆，增加粗纖維素，就可有效預防便秘發生。

黑豆的健康食譜

 黑豆羹

🥣 材料：黑豆100克，黑米100克，枸杞3～5克，紅棗5～10枚。

🥣 做法：將黑豆浸泡3小時以上，然後將黑豆、黑米、枸杞、紅棗放入鍋中，加水適量，用武火煮沸後，改用文火熬至黑豆爛熟，即可取湯飲用。

🥣 功效：養血補血，強壯筋骨。

豆腐不能一次食用過多

豆腐營養非常豐富，多吃豆腐能清除血液內的有毒重金屬，促進神經、血管的生長。豆腐富含蛋白質，且價格低廉，不含肉類油脂，不容易令人發胖。豆腐含豆固醇，不含膽固醇，能有效預防心血管系統的一些疾病。豆腐還富含鈣，能維護老年人的骨骼健康。

有些老年人認為豆腐營養好，加上口感綿柔，就經常食用。其實，豆腐不能一次食用過多，因為豆腐中含有極為豐富的蛋白質，一次食用過多不僅阻礙人體對鐵的吸收，且容易引起蛋白質消化不良，出現腹脹、腹瀉等不適症狀。

另外，老年人腎臟排泄廢物的能力下降，此時如果大量食用豆腐，攝入過多的植物蛋白質，勢必會使體內生成的含氮廢物增多，加重腎臟負擔，使腎功能進一步衰退，不利於身體健康。同理，腎病患者也不宜多吃豆腐。

豆腐更不能長期過量食用。大豆含有一種叫皂角苷的物質，它能促使人體內的碘過度流失，長期過量食用豆腐很容易引起碘缺乏病。

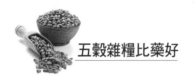

 豆腐的健康食譜

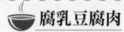

腐乳豆腐肉

　　豆腐切成菱形塊，在沸水中焯一下。鍋中的油燒到六成熱時，放入蔥、薑、蒜爆鍋，將肉片煸炒發白，倒入紅腐乳汁再煸，再放入豆腐塊，加料酒、清湯，湯開後撇去浮沫，用濕澱粉勾芡，加味精，淋入香油，裝盤後撒上香菜葉。這道菜營養搭配合理，且操作簡單。

海帶燉豆腐

　　豆腐200克，海帶100克，精鹽、薑末、蔥花、花生油各適量。將海帶用溫水泡發，洗淨後切成菱形片；將豆腐切成大塊，放入鍋中加水煮沸，撈出晾涼，切成小丁。鍋中放入花生油燒熱，放入蔥花、薑末煸香，再放入豆腐、海帶，倒入適量清水燒沸，再改為小火燉燒，加入鹽，燉至海帶、豆腐入味，出鍋裝盤即成。此菜滑潤鮮香，油而不膩。

炒豆腐鬆

　　嫩豆腐1塊，去表皮，切成黃豆大小的粒，放入沸水中焯一下。鍋中油燒到六成熱時，將豆腐粒炸至略黃，用漏勺舀起瀝油。鍋中留底油，加蔥白末煸香，倒入料酒烹香，然後加豆腐粒、火腿粒、豬肉粒、蝦米、香菇粒等，最後加入醬油、鹽、白糖、味精和溫水，炒至湯汁濃稠，淋上明油即可。此菜清香、鬆軟、滑潤、鮮美，且滋味多樣，非常可口。

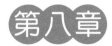

第八章

吃對五穀雜糧，
女人長不胖、曬不黑、人不老

女人真正的美麗以身體健康、氣血充盛為基礎。從現在開始，只吃對自己有益的食物，做適度運動、按摩，不消半年，一個脫胎換骨的自然美女就會出現。

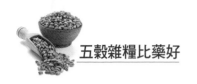

飲食影響美麗容顏

　　你想要使自己的容貌豔麗、模樣可人嗎？如果答案是肯定的，那麼最好的選擇便是合理的飲食，沒有什麼比合理的飲食、合理的營養結構更加重要了。

　　合理的飲食對每個人來說都是非常重要的，因為它能夠有效預防多種疾病，且無毒副作用。對任何人來說，合理的飲食不僅能延長壽命，且能改變人的容顏，對於女人更是如此。不要以為膚色都是天生的，許多後天因素也會讓你的膚色羞於見人，尤其是飲食習慣。不健康的飲食習慣不僅影響健康，更是女性完美膚色的頭號大敵。所以，平時一定要注意合理調整飲食習慣，適量補充身體所需的營養，這樣，你就會擁有健康又美麗的容顏。具體的注意事項有以下幾點。

1.經常吃粗糧

　　經常吃粗糧製品有助於保持大便通暢，使體內毒物不會久滯在腸道中。粗糧中含有許多細糧和精加工食品所缺乏的維生素與礦物質，而這些營養素有助於調節腸胃內的環境，易被人體吸收並提高抗病能力和免疫功能。特別是長期坐辦公室、接觸電腦較多、應酬飯局較多的女性更要多吃粗糧。

2.不要過多食用精製的碳水化合物

　　炸薯條會讓臉上長痘痘，但根源並不在油，而是馬鈴薯。據最新的研究發現，若飲食主要是以蛋白質、水果和蔬菜構成，不含或少含碳水化合物，那臉上長痘痘的機會就會比別人少。因為，某些過於精緻的食物會使體內的胰島素水準大大提高，並引起一系列反應，直到

最後引起痘疹。

3.不要過量食用鹽

食鹽過多的人，皮膚容易變得粗糙發黑，經陽光暴曬後更會顯得面色黑黃。食鹽過多，除了會使面色黑黃之外，也有可能導致面頰長出雀斑。如果同時攝入動物性脂肪和蛋白質過多，也會影響肝臟正常代謝而使雀斑更顯眼。

4.不要過多食用油

過量食用動物油和植物油的人也很容易造成油性黑臉。攝取動物性脂肪和蛋白質過多的人還容易形成紅面孔。

健康美麗是完全能夠吃出來的。很多時候，不少女性都把目光放在各種類型的化妝品上面，如果這時候能改變一下自己的觀點，採取不一樣的飲食方式，為自己的身體多補充一些所需的營養，就能夠讓自己變得更加美麗和漂亮。

改掉不良的飲食習慣，才能塑造出S形身材

每天早晨，你只用一杯咖啡代替早餐，就匆忙趕去上班。午飯時，你為了節省時間，在速食店狼吞虎嚥。由於整天勞累，晚上回到家你會補償性地飽餐一頓，然後坐在電視機前，等待一天的結束。這樣的生活方式很常見，但你可知道，這其中有不少讓人發胖的生活習慣。如果你的生活果真像上面所說的那樣，那麼發胖也就不足為奇了。

對於一直對身材耿耿於懷的你來說，胖不是因為吃得多，致命的原因是錯誤的飲食習慣。只有改掉那些不良的飲食習慣，你才能

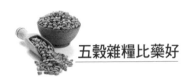

五穀雜糧比藥好

「吃」出完美身材！看看你是否也有以下不良的飲食習慣，有則改之，無則繼續維持。

1.不吃早餐，午餐隨便，以晚餐來補償

　　不良的飲食習慣和生活方式可能會引起脂肪代謝紊亂、內分泌異常；晚餐攝入大量的高能量食物，過剩的營養轉化成脂肪，導致肥胖。可實行一日三餐或四餐制，定時定量，分配合理，做到「早餐吃好，中午吃飽，晚餐吃少」的膳食原則，養成良好的飲食和生活習慣。

2.狼吞虎嚥，經常不知不覺吃下一大堆食物

　　能量超過身體所需是導致肥胖的主要因素之一。不良的飲食習慣——進食過快，易導致能量過多，造成營養過剩而導致肥胖。身體雖然需要營養，但不能過量。進食時應細嚼慢嚥，控制飲食，七八分飽即可，這樣便可減少進食量。

3.喜歡的拼命吃，不喜歡的就少吃或乾脆不吃

　　挑食是一種不良的飲食習慣。科學的膳食原則是平衡膳食，應做到葷素多樣、粗細搭配、營養豐富、比例均衡。不能只圖所好，不求營養，這樣的習慣很容易造成營養過剩或營養不良，導致脂肪堆積或虛胖。

4.經常在睡前吃很多東西

　　臨睡前吃點心、零食容易攝入過多的熱量，超出人體的需要，多餘的熱量就會轉化為脂肪儲存在體內。因此，為了體態美和健康，睡前還是儘量不要吃東西。

5.累了一天，吃完晚飯就躺在床上

晚上攝入高能量食物後，機體代謝減慢，活動量減少，沒有足夠的活動來消耗多餘的熱量，易造成營養過剩。故晚飯後應適當活動，如散步、慢跑等，既能促進食物消化，又能增加熱量消耗，預防肥胖。

6.總是抵抗不了肉食、油炸食品、甜食的誘惑

肉食、甜食和油炸食物都是高熱量、高脂肪、高糖分食物，多食或過食都易造成營養過剩，導致肥胖。而蔬果類食物熱量低，且富含維生素、礦物質和微量元素，維生素、微量元素能促進脂肪分解代謝，消除脂肪的堆積，有利於預防肥胖發生，故應少食肉食、甜食和油炸食物，多食蔬菜、水果。

改變這些不良的飲食習慣，飲食增肥的風險就可被降到最小，讓你吃得開心，吃得健康。

主食吃得少，頭髮白得快

許多人都為自己日漸增多的白髮發愁。專家認為，引起頭髮變白的原因有很多，但攝取主食和肉蛋白量少導致的營養不良，是非常重要的因素。

決定頭髮顏色的因素是頭髮中色素顆粒的多少，與髮根乳頭色素細胞的發育生長情況有關。頭髮由黑變白，一般是毛髮的色素細胞功能衰退，當衰退到完全不能產生色素顆粒時，頭髮就完全變白了。正常人從35歲開始，毛髮色素細胞就開始衰退。但如果不好好保護的話，黑髮有可能會提前變成白髮。

古人說，「髮為血之餘」，意思是說頭髮的生長與脫落、潤澤與

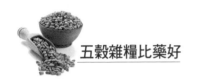

枯槁，主要依賴於腎臟精氣之充衰，以及肝臟血液的濡養。不吃或少吃米、穀等主食，必然會傷脾胃，還會傷肝腎。人在青壯年時肝的氣血充盈，所以頭髮長得快且有光澤，而到了年老體衰時則精血多虛弱，毛髮變白而枯落，其直接原因是脾胃提供的營養不足所造成的。五穀雜糧中富含的澱粉、糖類、蛋白質、各種維生素和某些微量元素（如銅），以及肉食中含有的豐富的蛋白質，都是使頭髮烏黑油亮所必需的營養成分。如果主食及肉食攝取不足，常會導致頭髮變灰、變白。

那麼，應如何預防頭髮變白呢？可常吃紫米、黑豆、赤豆、青豆、紅菱、黑芝麻、核桃等，也要多吃烏骨雞、牛羊肉、豬肝、甲魚、深色肉質的魚類、海參等葷食。此外，還要常吃胡蘿蔔、菠菜、紫色包心菜、香菇、黑木耳等。總之，深色的食物大都含有色素，對頭髮色澤的保養有益。

紅豆薏米湯，除水腫，升體溫

很多朋友在經過一段時間減肥後，體重明明下降了，可腰、腿卻粗壯如前，這種情況就是傳說中的「水腫型肥胖」。這時，我們應該換個角度思考自己的瘦身問題了，其實自己面對的並不是那麼多的脂肪，而是健康的大敵──水腫。

水腫型肥胖主要表現為食欲一般，手腳無力；不喜歡運動；吃完飯渾身發軟想躺下；嘴裡發黏；尿不通；易壞肚子；早晨起來時眼睛水腫等。四肢沉重、腹部常會有飽脹感，且手腳腫腫的，尤其是大腿、臀部及腹部。

如果發現自己是水腫型肥胖，就說明體內有過多的水分和濕氣，可以喝一些具有升高體溫功效的飲品，其中，紅豆薏米湯便非常不錯。

　　紅豆富含維生素B_1、維生素B_2、蛋白質及多種礦物質，有補血、利尿、消腫、促進心臟活化等功效。另外，其纖維有助排泄體內鹽分、脂肪等廢物，在消除水腫型肥胖方面具有很好的效果。

　　而薏米由於含有多種維生素和礦物質，具有促進新陳代謝和減少胃腸負擔的作用，經常食用薏米能增強腎功能，並有清熱利尿的作用，因此對於水腫所引發的肥胖也具有一定療效。

　　紅豆，在中藥裡稱作「赤小豆」，具有明顯的利水、消腫、健脾胃功效。因為它是紅色的，紅色入心，因此它還能補心。薏米，在中藥裡稱「薏苡仁」，《神農本草經》將其列為上品，認為它可以治濕痹、利腸胃、消水腫、健脾益胃，久服輕身益氣。現代人精神壓力大、心氣虛、飲食不節、運動量少、脾虛濕盛。既要祛濕，又要補心，還要健脾胃，非紅豆和薏米莫屬。將其熬成粥，意在使其有效成分充分被人體吸收，同時也不給脾胃造成任何負擔。

　　在中醫看來，肥胖也好，水腫也好，都意味著體內有濕。水液不能隨氣血流動，滯留在人體細胞之間，使人體迅速膨脹起來。水腫如此，肥胖也是如此，只不過是程度有深有淺而已。祛濕性極強的藥物或食物能祛除這些滯留在人體內的水液，也就能消腫。所以，治療水腫必用紅豆，而實踐證明，薏米紅豆湯具有良好的減肥功效，既能減肥，又不傷身體。

　　不過要注意，在製作薏米紅豆湯時千萬不能加大米進去！因為大米長在水裡，含有濕氣，濕性黏稠，所以，加入大米就變稠了。紅豆和薏米都是祛濕利水的，本身不含濕，所以它們怎麼熬都不會稠，湯很清。中醫恰恰是利用了這種「清」的性質來把人體的濕除掉。一旦加進大米，就等於加進了濕氣，所以粥就變稠了。味道雖然更好，但對於養生並非好事。

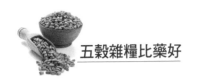

每天一杯豆漿，補充天然激素

　　經常飲用豆漿能有很好的保健作用。豆漿和牛奶相比，牛奶裡含的是乳糖，對乳糖吸收量最大的是白種人，亞洲黃種人中有很多人不耐受乳糖，但黃種人對豆漿中的果糖100％吸收！

　　當女人到了一定年齡（一般是49歲左右），子宮不再需要為懷孕做準備，這時雌激素和黃體酮的數量就會開始下降，從此患病的風險（如骨質疏鬆症、乳腺癌或心臟病）開始增加，一系列虛弱症狀也會出現，如潮熱、疲勞、頭痛、易怒、失眠、憂鬱、月經不規律、性欲下降等。

　　多項研究結果證明，大豆中大量存在一種類似雌激素的植物提取物——異黃酮，它可使潮熱的發生率和嚴重程度減半，植物雌激素還可預防癌症，而傳統飲食中就含有豐富的植物雌激素，如豆腐就是很好的植物雌激素來源。

　　因此，專家們建議更年期婦女在日常飲食中應攝入「雌激素」（含異黃酮和硼等食物）來緩解不適。據統計，每天攝入30～50毫克從植物中得來的異黃酮（如豆腐和豆奶），加上富含硼的食物，如蘋果、甜豆莢和葡萄，就可防止雌激素水準降低。

　　豆漿中含有豐富的鎂、鈣等微量元素，可降低血脂，改善腦血流，防止腦梗死、腦出血的發生。豆漿中還含有卵磷脂，它可減緩、減少腦細胞死亡，有助提高腦功能。

　　大多數流行病學的研究證實了食用大豆及豆腐等豆製品可減少乳腺癌的發生率，這對男性也同樣有效。1998年，美國一項包括1.2萬名男性的研究表明，經常喝豆漿（一天超過一次）可降低70％的前列腺癌風險。

　　豆漿能防病，但一些患者要謹慎喝豆漿：痛風患者最好少喝豆漿。痛風是由普林代謝障礙所導致的疾病，而豆漿中普林含量很高，可能會影響病情；消化不良、噯氣和腸胃功能不好的人要少喝豆漿，因為豆漿會刺激胃酸分泌過多，使得病情加重，且它在酶的作用下能產氣，容易引起胃腸脹氣，讓患者更加不適；手術後不要飲用豆漿，因為患者身體抵抗力很弱，且腸胃功能在恢復期，喝豆漿容易噁心、腹瀉。

　　米飯是豆類食品的最佳搭檔，喝豆漿時吃點米類食物，這種飲食組合能達到氨基酸的最佳互補平衡——大豆中所缺少的氨基酸由大米來補充，而大米中欠缺的氨基酸大豆可以補充。因此，「豆子＋米飯＝氨基酸」的最佳平衡。

　　喝不完的豆漿最好放在冰箱，不要將豆漿放在保溫瓶保存，因為保溫瓶內部環境溫濕容易滋生細菌，且豆漿裡的皂毒素會溶解瓶內的水垢，豆漿很容易被污染，喝了這樣的豆漿會危害人體健康。

　　經常喝豆漿的人要特別注意，豆漿中含有抑制劑、皂角素和外源凝集素，長期食用會影響鋅的攝入，所以常喝豆漿的人要補充鋅。

　　喝豆漿要注意：

　　1.糖會破壞豆漿的營養成分，因此喝豆漿時最好不要加糖。

　　2.豆漿不要和雞蛋一起吃。人要消化雞蛋需要胰蛋白酶幫忙，豆漿中含有胰蛋白酶抑制劑，會抑制和降低腸道中胰蛋白酶活性，影響雞蛋的消化和吸收，降低其營養價值。

　　3.豆漿一定要煮熟煮透，否則會影響蛋白質的消化吸收，沒煮熟的豆漿有時還會引起中毒，出現噁心、嘔吐、腹痛、腹脹和腹瀉等胃腸症狀。

　　4.最好不要空腹喝豆漿。豆漿的碳水化合物含量較低，不能為人

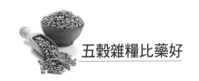

體補充足夠的熱量。人體熱量不足，豆漿中的蛋白質會轉為熱量消耗掉，無法產生補益的作用。因此，喝豆漿時最好能與饅頭、包子、麵包一起吃。

經期多食米麵可調節情緒

許多女性朋友會在月經來潮前一周左右，出現一定程度的情緒反常，這種反常在醫學上被稱為「經前期綜合症」。根據美國一項調查研究發現，如果在月經前多攝入一些熱量，且這些熱量是來自薯類、穀類及全麥類等含有豐富碳水化合物的食物的話，便能夠明顯減輕憂鬱症狀。

美國醫學專家錢德拉指出，約有75%的女性都是「經前期綜合症」的患者，症狀包括明顯的心情憂鬱、焦慮、緊張、情感脆弱、易被激怒、乏力、貪食和胸痛、頭痛等。出現這些問題最直接的原因，是體內血清素的濃度降低了。血清素是一種負責神經傳導的腦部化學物質，它會把大腦內各種的訊息傳達到神經細胞。一旦它在體內濃度不夠的話，人就會變得焦慮或者是憂愁起來。

經研究發現，碳水化合物之所以能有鎮靜和安慰神經的作用，是因為它能夠將血清素的水準提高。一般來說，人體內攝入50克左右的碳水化合物便能有這種效果。薯類和穀類及全麥類食品，比如用大米、麵粉和小米做成的各種主食，還有紅薯和馬鈴薯等食物當中，都含有非常豐富的碳水化合物，因此這些食物成為非常典型的抗憂鬱食物。除此之外，碳水化合物當中所含有的葡萄糖還是大腦在工作時的重要能量來源，多食用這些食物可減少經期仍要堅持工作的女性的疲憊感。女性在經期每天所攝入的碳水化合物應該占攝入總能量的55%～

65%。碳水化合物如果攝入不足，便會影響到其他營養素的吸收，進而降低身體的免疫能力。

通過多補充碳水化合物的方式能緩解婦女經期不良情緒，調節婦女體質，和順氣血，從而有利提高女性的性趣。

 好喝的五穀雜糧蔬果汁

南瓜牛奶果菜汁，抵禦肌膚老化

南瓜能疏通人體的排毒管道，包括消化道、泌尿道、汗腺等，使體內之「毒」隨同糞便、尿液、汗液等排出體外；聖女果中的果膠成分能增加皮膚彈性，把它當零食吃，既能美容還能保護眼睛。此款果汁能幫助腸胃蠕動，抵抗肌膚老化。

🥛 材料：南瓜2片（2公分厚），聖女果10粒，牛奶200毫升。

🥛 做法：將瓜去皮，切成塊狀；聖女果洗淨。將切好的南瓜、聖女果和牛奶一起放入榨汁機榨汁。

🥛 貼心提示：當人體缺乏維生素A時，看電腦時間長了眼睛會出現乾澀等症狀，而聖女果中維生素A的含量在果蔬中名列前茅，對護眼有益。

黑芝麻蘆筍豆漿汁，防治白髮和脫髮

黑芝麻含有的脂肪大多為不飽和脂肪酸，有延年益壽、烏髮養顏的作用；綠蘆筍的氨基酸總量比其他蔬菜的平均值高27%，能加速人體的代謝功能。此款果汁能夠預防脫髮、掉髮。

🥛 材料：蘆筍1根，鳳梨2片，豆漿200毫升，黑芝麻適量。

🥛 做法：蘆筍去皮，切塊狀；鳳梨洗淨，切塊狀。將準備好的蘆筍、

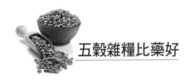
鳳梨、豆漿和黑芝麻一起放入榨汁機榨汁。

🏺 貼心提示：中醫認為，「黑芝麻，白髮令黑，九蒸曬，棗肉丸服」。
是說把黑芝麻蒸過之後曬過，反復九次，再連同黑棗肉混
合成藥丸服用，可令白髮變黑。

☕ 山藥鳳梨枸杞汁，強身降脂，排毒瘦身

　　山藥、鳳梨、枸杞和蜂蜜製成的果汁具有提高免疫力、降膽
固醇、利尿的作用，不僅可排毒減肥，還能有效降低血脂。此款
果汁適於減肥瘦身者。

🏺 材料：山藥8公分長，鳳梨1公分厚2片，枸杞6粒，飲用水200毫
升，蜂蜜適量。

🏺 做法：山藥去皮，洗淨，切塊狀；鳳梨洗淨，切成丁。將切好的山
藥、鳳梨和枸杞、飲用水一起放入榨汁機榨汁；在榨好的
果汁內加入適量蜂蜜攪勻即可。

🏺 貼心提示：山藥含胡蘿蔔素、維生素B_1、維生素B_2和維生素C、澱
粉酶及黏多糖等營養物質。黏多糖與無機鹽結合，可
增強骨質，對心血管大有裨益，高血壓患者常吃山藥
可預防血管早期硬化。

☕ 馬鈴薯蓮藕汁，清除體內毒素

　　馬鈴薯是富含膳食纖維的食物中少見同時含有大量維生素、
礦物質的食物，每148克馬鈴薯產生的熱量僅為100卡路里，真正
的澱粉含量不到2%，且不含脂肪，能有效控制人們日常飲食中脂
肪總量的攝入。此款果汁有助排出體內毒素。

🏺 材料：馬鈴薯半個，蓮藕3片，檸檬2片，飲用水200毫升。

🏺 做法：馬鈴薯、蓮藕洗淨去皮，切塊狀，煮熟；檸檬洗淨，切塊狀。將切好的馬鈴薯、蓮藕、檸檬和飲用水一起放入榨汁機榨汁。

🏺 貼心提示：馬鈴薯削皮時，只要削掉薄薄的一層，因為馬鈴薯皮下面的汁液有豐富的蛋白質。去了皮的馬鈴薯如不馬上燒煮，應浸在涼水裡，以免發黑，但不能浸泡太久，以免使其中的營養成分流失；存放過久的馬鈴薯表面往往有藍青色的斑點，配菜時不美觀。如在煮馬鈴薯的水裡放些醋（每公斤馬鈴薯放一湯匙），斑點就會消失。

 好喝的五穀雜糧豆漿

☕ 薏米西芹豆漿，美白淡斑

　　古醫書記載，薏米是極佳的美容食材，具有治疣平痘、美白淡斑、潤膚除皺等美容養顏功效；而西芹營養豐富，含鐵量高，食之可使目光有神，頭髮黑亮。用薏米、西芹搭配黃豆製成的這款豆漿能潤白肌膚，淡化斑點。

🏺 材料：黃豆50克，薏米20克，西芹30克，清水、白糖或冰糖適量。

🏺 做法：

1.黃豆洗淨，在清水中浸泡6～8小時，泡至發軟備用；薏米淘洗乾淨，用清水浸泡2小時；西芹洗淨，切段。

2.將浸泡好的黃豆、薏米和西芹一起放入豆漿機中，添加清水至上

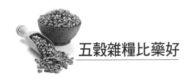

下水位線之間，啟動機器，煮至豆漿機提示西芹薏米豆漿做好。

3.將打出的西芹薏米豆漿過濾後，按個人口味趁熱添加適量白糖或冰糖調味，不宜吃糖的患者可用蜂蜜代替。不喜甜者也可不加糖。

🔖 貼心提示：脾胃虛寒、腸滑不固、血壓偏低、婚育期男士不宜多食。

🍵 杏仁芝麻糯米豆漿，延緩衰老

芝麻是抗衰防老的佳品，常吃能清除細胞內衰老物質「自由基」，延緩細胞衰老；杏仁含有豐富的維生素E，可降低很多慢性病的發病危險，還能增強免疫力；糯米可溫補人的脾胃，人的脾胃功能強，消化功能正常，才能更好地吸收食物中的營養物質，為延緩衰老做好準備。糯米搭配芝麻和杏仁豆漿，能減緩衰老，預防多種慢性病。

🔖 材料：糯米20克，熟芝麻10克，杏仁10克，黃豆50克，清水、白糖或蜂蜜適量。

🔖 做法：

1.將黃豆清洗乾淨後，在清水中浸泡6～8小時，泡至發軟備用；糯米洗淨，在清水中浸泡2小時；芝麻和杏仁分別碾碎。

2.將浸泡好的黃豆、糯米、芝麻、杏仁一起放入豆漿機，添加清水至上下水位線之間，啟動機器，煮至豆漿機提示杏仁芝麻糯米豆漿做好。

3.將打出的杏仁芝麻糯米豆漿過濾後，按個人口味趁熱添加適量白糖，或等豆漿稍涼後加入蜂蜜即可飲用。

🔖 貼心提示：如果沒有芝麻或者杏仁，也可用芝麻粉和杏仁粉代替；產婦、幼兒、患者，特別是糖尿病患者不宜食用此品。

核桃小麥紅棗豆漿，提高免疫力

　　小麥仁中富含膳食纖維，可幫助人體排便，降低心血管、呼吸道等疾病的死亡危險；核桃富含維生素E，具有增強免疫力和抗炎的功效；紅棗有「天然維生素」的美譽，經常食用能延年益壽。紅棗、核桃、小麥加上補益氣血的黃豆組成的豆漿，能增強免疫力，延緩衰老。

　材料：小麥仁30克，核桃仁2個，紅棗5枚，黃豆40克，清水、白糖或冰糖各適量。

　做法：

　1.將黃豆洗淨，在清水中浸泡6～8小時，泡至發軟；小麥仁洗乾，在清水中浸泡2小時；紅棗洗淨，去核，切碎。核桃仁碾碎。

　2.將浸泡好的黃豆和小麥仁、核桃仁、紅棗一起放入豆漿機，並加水至上下水位線之間，啟動機器，煮至豆漿機提示核桃小麥紅棗豆漿做好。

　3.將打出的核桃小麥紅棗豆漿過濾後，按個人口味趁熱往豆漿中添加適量白糖或冰糖調味，不宜吃糖的患者可用蜂蜜代替。不喜甜者也可不加糖。

　貼心提示：取核桃仁時，有個簡便的方法。可將核桃放入蒸鍋以大火蒸5分鐘，然後迅速取出過涼水，這樣不但容易取出完整的核桃仁，還能使核桃仁表面那層褐色薄皮沒有澀味，變得更香。

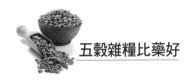

花生紅棗豆漿，養血、補血可助孕

　　紅棗和花生都是藥食同源的食物，能生血補血。現代女性大多因生活、工作壓力而致情志不暢，使得氣滯血瘀、月經不調，最終降低了受孕的機率，可多吃花生和紅棗。這款利用紅棗、花生和豆漿製成的豆漿，既能養血、補血，又能止血，最宜用於身體虛弱的出血患者，那些體質比較消瘦、怕冷的人也很適用。

材料：黃豆60克，紅棗15克，花生15克，清水、白糖或冰糖適量。

做法：

1.黃豆洗淨，在清水中浸泡6～8小時，泡至發軟備用；紅棗洗淨，去核；花生洗淨。

2.將浸泡好的黃豆和紅棗、花生一起放入豆漿機，添加清水至上下水位線之間，啟動機器，煮至豆漿機提示花生紅棗豆漿做好。

3.將打出的花生紅棗豆漿過濾後，按個人口味趁熱添加適量白糖或冰糖調味，不宜吃糖的患者可用蜂蜜代替。不喜甜者也可不加糖。

貼心提示：腸胃虛弱的人在飲用這款豆漿時，不宜同時吃黃瓜和螃蟹，否則會造成腹瀉。

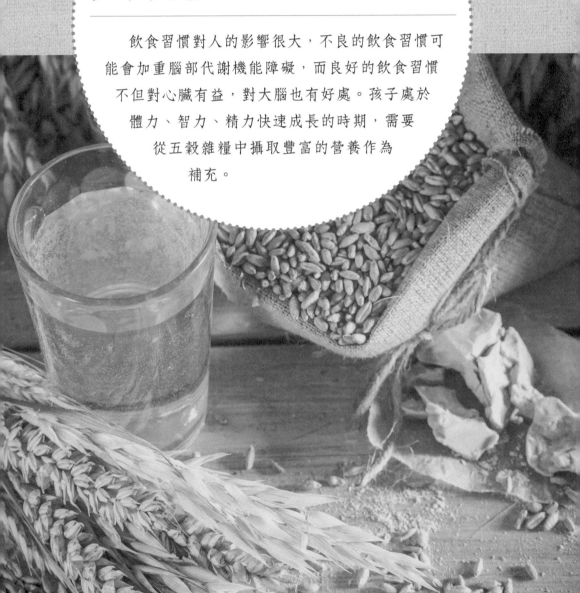

第九章

吃對五穀雜糧，
孩子食慾好、長得高、體質好

飲食習慣對人的影響很大，不良的飲食習慣可
能會加重腦部代謝機能障礙，而良好的飲食習慣
不但對心臟有益，對大腦也有好處。孩子處於
體力、智力、精力快速成長的時期，需要
從五穀雜糧中攝取豐富的營養作為
補充。

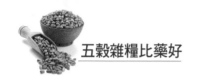

全麥麵包是早餐中的「健康明星」

很多人早餐吃麵包，而市面上的麵包五花八門，哪一種最健康呢？

歐洲人把麵包當主食，偏愛充滿咬勁的硬麵包，亞洲人則偏愛口感鬆軟的麵包。專家表示，從熱量上來說，脆皮麵包熱量最低，因為這類麵包不甜，含糖、鹽和油脂都很少，法式麵包和俄式大列巴就屬於這一類，而吐司、奶油麵包和大部分花色點心麵包都屬於軟質麵包，含糖約15%，油脂約10%，含熱量較高。

含熱量最高的是丹麥麵包，它又稱起酥麵包，如同蘿蔔酥餅一樣，外皮是酥狀的。一般要加入20%～30%的黃油或起酥油，才能形成特殊的層狀結構，常見的如牛角麵包、葡萄乾包、巧克力酥包等。因為含飽和脂肪和熱量實在太多，每週最好別超過一個。

全麥麵包才是孩子早餐的「健康明星」。專家提醒，有些麵包看起來發褐色，不是很軟，肉眼甚至能看到麥麩的小粒，其實本質上仍然是白麵包。有的商家會用精白粉做麵包，只是外面裝扮一下而已。比如加入少量焦糖色素染成褐色，只添加10%～20%的全麥麵粉，或者在麵包皮上加燕麥片。這時，注意看一下材料表，如果排在第一位的是麵包粉，第二、三位才是全麥粉，那肯定不是真正的全麥麵包。

補鈣補血，豆類食物營養多

豆類可分為大豆和其他豆類，大豆還分為黃豆、青豆、黑豆、褐豆和雙色豆五種，其蛋白質含量較高，脂肪中等，碳水化合物相對較少，其他豆類包括蠶豆、豌豆、綠豆和赤豆等，其碳水化合物的含量

較高，蛋白質中等，脂肪較少。豆製品的種類繁多，有豆腐、豆漿、腐竹和豆芽菜等。

豆類含有豐富的無機鹽類鈣、磷、鐵。無機鹽也叫礦物質，這些物質在人體內的含量雖然不多，卻是構成肌肉、骨骼、血液等的主要成分。人體如果缺鈣，就會產生很多病症，尤其是幼兒、孕婦不可缺鈣。幼兒缺鈣會使發育遲緩，以致形成佝僂病；孕婦缺鈣，容易得骨質軟化症、抽筋和胎兒發育不良，出現畸形。鐵是構成紅血球的主要成分，缺鐵就會發生貧血和併發其他疾病。此外，豆類還含有脂肪、碳水化合物等營養成分。

豆類中的蛋白質含量以大豆為最高，一般為40％左右，其中黑大豆可達50％以上。1000克黃豆的蛋白質含量相當於2倍重量的瘦豬肉、2.5倍重量的雞蛋或6倍重量的牛奶。其他豆類的蛋白質含量大約有三成，也比穀類高。脂肪含量也很高，其中黃豆和黑豆最高，因此常作為食用油的材料。綠豆、赤豆、豌豆中碳水化合物的含量很高，可達50％以上，大豆含量為25％以上。豆類蛋白質不僅含量高，而且品質好。豆類蛋白質的氨基酸組成接近人體的成分，其組成比例類似動物

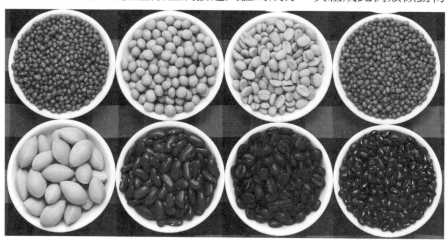

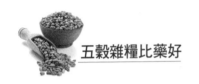

蛋白質，易被人體吸收利用。

豆類經過加工製成各種豆製品，或者經過不同烹調方法，對大豆的蛋白質消化率有顯著影響。整粒熟大豆的蛋白質消化率僅67%，但製成豆漿後就可增加到80%以上，而加工成豆腐更是高達95%左右。同時，在加工成豆腐時由於使用鹽鹵，還增加了鈣、鎂等無機鹽的含量。豆類幾乎不含維生素，但經過發芽後，其維生素含量就會明顯增加。

課間零食來點大杏仁

對學生族來說，抓把大杏仁當零食吃是很好的選擇。大杏仁屬於堅果類食品，有「堅果之王」的美稱。大杏仁中含有大量的維生素E，是維生素E含量最高的堅果，如果每天吃23顆大杏仁，就可滿足人體所需維生素E的一半。

平時課業緊張，一日三餐無法好好吃的學生族，不妨隨身帶一點大杏仁。每天吃一把大杏仁，隨時補充蛋白質、各種礦物質等營養元素。大杏仁中的蛋白質能有效提高肌體健康。大杏仁還有抗氧化的作用，能降低氧化作用對細胞產生的影響。一把大杏仁中約含有160卡路里的熱量，同時還是維生素和礦物質的良好來源。

大杏仁對皮膚有保健作用，是想要減肥又想吃零食的女孩的最佳選擇，大杏仁是甜點、油炸薯片等零食的最佳替代品。研究表明，大杏仁是一種容易令人產生飽腹感的食品。每天食用大杏仁，不會經常感到饑餓，吃飯時自然會少吃，從而減少了熱量攝入，能有效保持體重。

當感到饑餓或是想吃零食時，可以吃兩三顆大杏仁，細嚼慢嚥，再喝點水，很快就會有吃飽的感覺了。這是因為大杏仁中含有大量的膳食纖維，在所有的堅果中膳食纖維含量最高。膳食纖維可降低人體

對脂肪的吸收，有助清除腸道中的垃圾。

　　大杏仁的營養非常豐富，所含的脂肪約70%都是不飽和脂肪，不會讓脂肪在人體內堆積，同時還能降低體內膽固醇含量。

　　大杏仁還有一定的補肺作用。秋冬季節，不妨喝一杯杏仁豆漿，能潤肺止咳。

　　還可把大杏仁做成早餐。只需要把6顆大杏仁和適量麥片，與蘋果汁、胡蘿蔔汁、芹菜汁等果蔬汁混合在一起，就可製成美味可口的杏仁麥片粥了。

蠶豆不妨帶皮吃

　　蠶豆又稱羅漢豆，無論是鮮蠶豆還是老蠶豆，歷來都為人們所鍾愛，因為它既能做菜又能當作零食。吃蠶豆時有些人喜歡帶皮吃，因為帶皮吃方便，又加上蠶豆的皮不像瓜子皮、花生皮那樣難以下嚥，連皮一起吃不至於影響口感和口味；有些人卻喜歡去皮吃，因為這樣吃起來口感更為細膩，香味更為濃烈。其實，蠶豆皮中含有豐富的營養物質和膳食纖維，因此，蠶豆帶皮吃會讓我們攝入更少的能量，並帶來豐富的膳食纖維及維生素B_2、鉀、鎂、鐵、鋅等營養物質。所以，蠶豆帶皮吃是既方便又營養的吃法。

　　蠶豆含有調節大腦和神經組織的重要成分，如鈣、鋅、錳、磷脂等，並含有豐富的膽石鹼，具有健腦作用，能增強孩子的記憶力。蠶豆中還含有豐富的鈣，有利於骨骼對鈣的吸收，可促進人體骨骼的生長發育。蠶豆中還含有豐富的蛋白質，且不含膽固醇，可提高食品營養價值，預防心血管疾病。

　　此外，蠶豆中的維生素C可延緩動脈硬化，蠶豆皮中的膳食纖維有

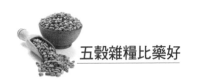

降低膽固醇、促進腸蠕動的作用。蠶豆還是很好的抗癌食品，對預防腸癌有作用。

嫩蠶豆中含有豐富的蛋白質，在各種蔬菜中僅次於大豆。蠶豆是低熱量食物，對高血壓、高血脂和心血管疾病患者來說，是很好的保健食物。嫩蠶豆可以益氣健脾，利濕消腫。每100克嫩蠶豆中含有9克蛋白質、19克碳水化合物，還含有豐富的膳食纖維、鈣、磷、鉀、B族維生素、胡蘿蔔素等多種有益健康的營養物質。值得提醒的是，嫩蠶豆是一種時令性很強的蔬菜，應趁早食用。

如果豆子頂端像指甲一樣的月牙形呈淺綠色，意味著蠶豆很嫩，為了不使營養物質白白流失，最好是帶皮吃。但如果豆子頂端已經變黑，則意味著豆子已經老了，其中維生素C的含量也會略有下降。

由於蠶豆鮮嫩程度不同，吃法也各有所異。比如嫩蠶豆可以煮熟或者用少量油煸炒，這樣做出來的蠶豆味道鮮嫩可口。老蠶豆可以做成豆瓣酥或者與雞蛋一起煮成湯，這樣入口潤滑、細膩。還可用蠶豆和大米一同煮飯、熬粥，這樣不僅能增加飯裡的蛋白質含量，還能減少其他營養物質的損失。

雖然蠶豆渾身是寶，但也有值得注意的地方，例如蠶豆不可生吃，多吃會脹肚、傷脾胃；容易過敏的人不能吃，以免出現不同程度的過敏症狀，即「蠶豆病」。

眼睛疲勞吃甘薯

「眼睛是內臟的鏡子」，眼睛出現問題是內臟，特別是肝臟、腎臟衰退和老化的信號。因而，要提高眼睛的機能，先決條件是使內臟機能得到恢復。

實驗證明，增強肝臟和腎臟的機能可有效保護眼睛，除了注意防止過度疲勞和過度用眼之外，還可通過攝取有益的食物加以解決。其實，常吃甘薯對於增強肝腎功能有益。根據營養分析，甘薯含有豐富的食物纖維、多種維生素和礦物質。特別是紫色甘薯，含有大量能保持眼睛健康和提高視力的花青素苷，用眼過度的人宜多吃。甘薯有補中益氣的作用，能提高消化器官的機能，滋補肝腎。甘薯也可有效治療肝炎和黃疸。

甘薯的食用方法很多，將甘薯粉溶解於牛奶或豆奶中飲服，是孩子理想的護眼保健食品。

脾胃虛弱，吃點小米補一補

中醫認為小米有和胃溫中的作用，小米味甘、鹹，有清熱解渴、健胃除濕、和胃安眠等功效，內熱者及脾胃虛弱者更適合食用。有的孩子胃口不好，吃了小米後既能開胃又能養胃，具有健胃消食，防止反胃、嘔吐的功效。

在所有健胃食品中，小米是最綠色也最沒有副作用的，它營養價值高，每100克小米含蛋白質9.7克，比大米高，脂肪1.7克，碳水化合物76.1克，都不低於稻、麥。一般糧食中不含有的胡蘿蔔素，小米每100克含量達0.12毫克，維生素B_1的含量更是位居所有糧食之首。由於小米不需精製，它保存了許多的維生素和無機鹽。除了豐富的鐵質外，小米也含有蛋白質、B族維生素、鈣、鉀、纖維等。因為小米是鹼性的，所以烹煮時不需要加太多的鹽或乾脆不用鹽煮。

小米非常易被人體消化吸收，故被營養專家稱為「保健米」。小米熬粥營養價值豐富，有「代參湯」的美稱。小米之所以受到產婦的

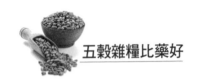

青睞，皆因同等重量的小米中含鐵量比大米高一倍，其含鐵量高，所以對於產婦產後滋陰養血大有功效，可使產婦虛寒的體質得到調養。

小米粥是健康食品，可單獨煮熬，亦可添加大棗、紅豆、紅薯、蓮子、百合等，熬成風味各異的營養粥。對脾胃虛弱，或者在夏季經常腹瀉的人來說，小米有很好的補益作用。與山藥熬粥，可強健脾胃；加蓮子同熬，可溫中止瀉；食欲不振的，可將小米加糯米與豬肚同煮而食，方法是將小米和糯米浸泡半小時後，填到豬肚內，燉熟後吃肉喝湯，內裝的小米和糯米取出晾乾，分次食用。小米磨成粉，可製糕點，美味可口。但注意淘米時不要用手搓，忌長時間浸泡或用熱水淘米，容易導致小米中的營養素流失。

美中不足的是，小米的蛋白質營養價值沒有大米高，因此不能完全以小米為主食，應合理搭配，避免缺乏其他營養素。

最受孩子歡迎的粗糧食譜

奶香玉米餅

🥫 材料：蛋黃2個，麵粉100克，新鮮玉米粒1碗，軟奶油40克，適量的水、鹽或糖。

🥫 做法：將所有材料混在一起，拌勻成糊狀。將糊倒在烤盤裡，上面放牛油粒，烤熟即可，味道濃香。

肉味薯蛋

🥫 材料：馬鈴薯1個，（豬、牛、雞）肉250克，雞蛋1個，洋蔥和乾麵包碎屑適量。

🥫 做法：先將肉剁碎，加入調味料拌勻，等鍋裡油燒熱後放入洋蔥、

肉餡炒熟成餡料。然後將馬鈴薯清洗乾淨，連皮放入水中煮熟，煮熟後去皮，用刀將馬鈴薯壓成泥，接著加調味料搓勻變成皮狀。最後取適量皮搓圓，壓扁，包入適量餡，然後捏成蛋狀，裹上蛋汁和乾麵包屑，入熱油中炸，至金黃色出鍋，可以蘸番茄醬或辣椒醬食用。

臘八粥

材料：白米、薏米、黑米、蓮子、桂圓、綠豆、花生各適量，白果、百合依個人口味添加。

做法：將所有材料一起熬煮成粥即可。喜歡吃甜的還可用蜜餞調味。

黑米紅棗粥

材料：黑米、紅棗。

做法：將紅棗提前泡20分鐘，與黑米淘洗乾淨後一起入鍋，加適量清水，先以旺火煮沸，再轉小火熬煮成粥，出鍋後根據個人口味加入白糖或蜂蜜調味即可。

大米綠豆粥

材料：大米、綠豆。

做法：綠豆洗淨，並在水中浸泡20分鐘；大米用清水淘淨。將綠豆放入鍋中，加適量清水，以小火燜40分鐘左右，等到綠豆酥爛時，放入大米，用中火燒煮30分鐘左右，煮到米粒開花，粥湯稠濃即可。冷卻後可根據個人口味，加白糖或蜂蜜拌勻食用。

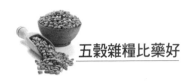

🍲 粟米魚絲

🥢 材料：黃魚，粟米，油、鹽適量。

🥢 做法：黃魚去皮去刺，切成細絲狀，用清水漂洗乾淨，將蛋清、澱粉、食鹽打勻，和魚絲攪拌在一起。鍋內放油，油熱時放入魚絲，炒熟後撈出，去油。鍋洗淨，放入鮮湯適量，燒開加鹽，放入粟米，燒開後放入魚絲，淋熟油即可食用。

🍲 小米排骨

🥢 材料：排骨，小米，蔥花、薑末、精鹽、雞精、生抽各適量。

🥢 做法：排骨洗淨去血水，切成段，然後加入蔥花、薑末、精鹽、雞精、生抽等調料，與排骨段攪拌均勻，備用。將乾小米用水泡透後，拿來拌好調料的排骨段，每一段都均勻地包裹上小米，最後將裹好小米的排骨段放入蒸鍋，用旺火蒸大約30分鐘即可，冷卻後食用。

考試期間吃什麼好？

已有研究證實，飲食在提高IQ評分中有著至關重要的作用。

所有年齡段的學生都可以從飲食中獲益，因此，吃了什麼，考了多少分，這之間存在著微妙而關鍵的聯繫。

孩子在學習時新陳代謝旺盛，容易感到饑餓。特別是在準備考試時，身心處於高度緊張狀態，腦力消耗成倍增長，再加上經常熬夜，大腦很容易出現疲憊。那麼在考試期間吃什麼好呢？

思維的靈活性需要充足而優質的信使——神經遞質，它們主要靠

高品質的蛋白質食物提供，如魚、肉、蛋、豆類等。

同時，「好脂肪酸」（亞麻籽油、橄欖油、核桃等），記憶助手高膽鹼食物（如雞蛋、魚、豆類）和高維生素、高微量元素食物（蔬果），都是孩子聰明的幫手。除了「高蛋白、好脂肪、高膽鹼、富維生素」之外，還不得不提大腦運轉的直接燃料——葡萄糖，它們多來自碳水化合物（穀物和蔬果）。考試時如果出現「一片空白」，意味著大腦處於低葡萄糖狀態。這多是由於快釋放碳水化合物攝入過多，而慢碳水化合物攝入過少造成的。

快釋放碳水化合物是指吸收快、消耗也快的碳水化合物，由於其口感更好而受到孩子的青睞，包括有甜味、鹹味零食（糖果、含糖飲料）、油炸食品（油條）和精製食物（白麵包、白米飯、餅乾、蛋糕等），它們能迅速加大葡萄糖燃燒的火力，然後瞬間熄滅，會給精力帶來波動的狀態，衝刺般地到達頂峰後又跌入谷底。這樣劇烈的波動容易消耗人的能量，導致波動性的注意力無法集中和產生疲憊感，帶來不經意的「一片空白」。

慢碳水化合物主要有穀物（如糙米、水稻、小麥、玉米、大麥、燕麥、高粱等）、全麥麵包、豆類（蠶豆、黃豆等）、乾果類（杏仁、榛子等）、水果和蔬菜（如胡蘿蔔、番薯、綠花椰、洋蔥等），它們能使葡萄糖的燃燒處在穩定而持久的水平線上，以便提供持久的精力。因此，課間一點水果，加一片全麥麵包、乾果，再提供高蛋白的豆類，無疑是複習階段的營養選擇。

值得注意的是，考試期間最好不要吃從未吃過的食物，因為會引起過敏的食物相當廣泛，動物性食物及植物性食物均可能致敏，所以不能有半點疏忽。考試期間應以日常食用的食物為主，並且要特別注意衛生。

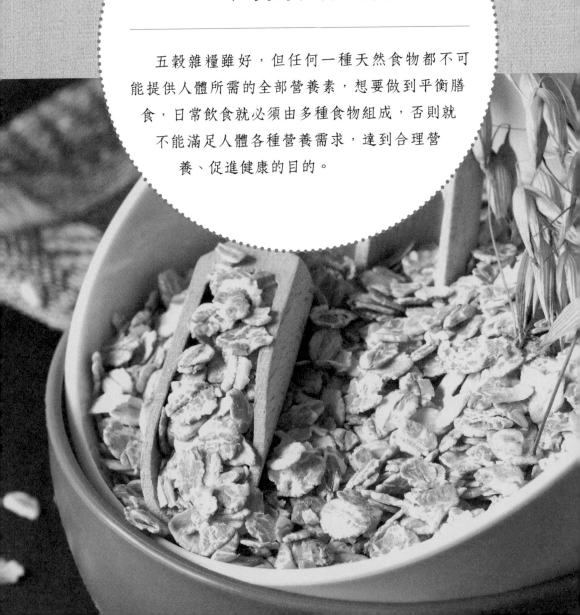

第十章

超美味的
一周營養食譜

五穀雜糧雖好，但任何一種天然食物都不可能提供人體所需的全部營養素，想要做到平衡膳食，日常飲食就必須由多種食物組成，否則就不能滿足人體各種營養需求，達到合理營養、促進健康的目的。

營養食譜使用指南

如何找到適合自己的「健康營養食譜」？

我們先要確定「二要素」。這裡所說的「二要素」是指個人的體重和平時的活動強度。通常，要根據「二要素」的情況來確定每日每千克理想體重所需的熱量（見下表）。

成人每日的熱能供給量（千卡／公斤標準體重）

體重/生活狀態	臥床	輕體力勞動	中體力勞動	重體力勞動
消瘦	20～25	35	40	40～45
正常	15～20	30	35	40
肥胖	15	20～25	30	35

然後，根據上面表格來計算不同人每日所需要的總熱量。以一個健康的成年人為例，身高170公分，體重68公斤，多從事輕體力活動。

接著，通過五步來計算出他每日的熱量。

先計算標準體重：170－105＝65（公斤），他的實際體重為68公斤，未超過標準體重的10%，可被認為是正常體重。

第一步：計算理想體重

這個理想體重也叫標準體重，需要通過身高來計算，不是指每個人目前的體重。要想達到標準體重，通過控制總熱量的攝入是可以逐漸實現的。

常用的標準體重計算方法有以下幾種：通常用體重指數來表示，體重指數（BMI）=體重（公斤）/身高（公尺）的平方，單位是公斤/公尺^2。但為了簡便計算，也可以用身高（公分）－105來計算標準體重（公斤）。如果要精細地計算，可用下列公式：

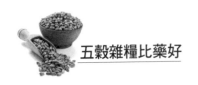

男性標準體重（公斤）＝〔身高（公分）－100〕×0.9

女性標準體重（公斤）＝〔身高（公分）－100〕×0.85

第二步：判斷自己的體重類型

根據簡便計算法與精細計算法，判斷自己的體重類型。

正常：實際體重在標準體重的正負10%範圍內。

偏瘦：實際體重低於標準體重10%。

超重：實際體重高於標準體重10%。

消瘦：實際體重低於標準體重20%。

肥胖：實際體重高於標準體重20%。

從一定程度上說偏瘦和消瘦是營養攝入不充分，超重和肥胖說明營養攝入過多，會導致機體某些組織因營養過剩而出現病變。

第三步：計算每日所需總熱量

人們每日所需總熱量根據活動量不同也會有所不同。不同活動，體力消耗的程度不同，需要的熱量補充也不相同。

根據自己的體重類型和具體某一日所進行的活動強度類型，可以對照下表來查找該日每公斤體重需要多少熱量。

每日每公斤體重所需熱量表　　　　　單位：千卡（千焦）/公斤體重

體型	臥床	輕體力	中等體力	重體力
超重或	15	20～25	30	35
肥胖	62.76	83.68～104.6	125.52	146.44
正常	15～20	30	35	40
	62.76～83.68	125.52	146.44	167.36
消瘦	20～25	35	40	45～50
	83.68～104.6	146.44	167.36	188.28～209.2

第四步：計算營養素的攝取量

這裡所指的營養素僅指三大營養素，即蛋白質、脂肪和糖類。

蛋白質攝取量可占總熱量的12%左右（容許範圍為10%～14%）；脂肪攝取量可占總熱量的25%左右（容許範圍為20%～30%）；糖類攝取量可占總熱量的63%左右（容許範圍為60%～65%）。

各種營養素的單位熱量如下：1克脂肪產生9千卡熱量；1克糖類產生4千卡熱量；1克蛋白質產生4千卡熱量。根據熱量比例與每克營養素所產生的熱量，計算出各類營養素攝取量。

第五步：安排一天的飲食

為了讓大家更清楚瞭解自身的熱量需求和營養素攝取量，下面舉例說明一下：

比如一位男士，身高165公分，體重65公斤，那他的標準體重是165－105＝60（公斤），實際體重超過標準體重不到10%，屬於正常體重類型。當他從事輕體力勞動，他一天需要攝入熱量對照上表：正常體重下從事輕體力活動，每日每千克體重需要30千卡（125.52千焦）熱量。

他所需要的一日總熱量＝30千卡（125.52千焦）×65（公斤）＝1950千卡（8157.5千焦）。

其中蛋白質提供熱量=1950千卡（8157.5千焦）×12%＝234千卡（978.9千焦），應進食量為234/4＝58.5克。

脂肪提供熱量＝1950千卡（8157.5千焦）×25%＝478.5千卡（2039.375千焦），應進食量為478.5/9＝53.2克。

糖類提供熱量＝1950千卡（8157.5千焦）×63%＝1228.5千卡（5139.225千焦），應進食量為1228.5/4＝307.125克。

最後，根據飲食習慣合理安排進餐，將各種營養物質按一定比例分配即可。

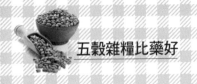

五穀雜糧比藥好

900～1000千卡系列──每日三餐

能量及營養素含量分析表

食物	重量（克）	蛋白質（克）	脂肪（克）	碳水化合物（克）	熱量（千卡）
穀類	150	12	─	120	500
肉類	50	9	6	─	90
油脂	15	─	15	─	135
蔬菜類	400	4	─	14	80
蛋類	50	9	6	─	75
奶類	200	6	7	8	95
總計	865	40	34	142	975

星期一

早餐：

🥛 豆漿300毫升、油條50克、醬蘿蔔10克

午餐：

🥛 萵筍木耳肉片：萵筍、木耳各100克，肉片25克，油5克，清炒

🥛 番茄炒雞蛋：番茄100克和雞蛋兩個120克，油5克，清炒

🥛 白米飯50克

晚餐：

🥛 油燜扁豆：扁豆100克，肉片25克，油5克，油燜

🥛 白菜豆腐湯：白菜50克，豆腐50克，水300毫升，煮湯

🥛 花卷30克、小米粥（生小米20克）

星期二

早餐：

牛奶200毫升、麵包40克、煮雞蛋1個（帶殼，60克）

午餐：

紅燒豆腐：板豆腐100克，油5克，紅燒

菌菇肉絲湯：平菇100克，肉絲15克，水400毫升，煮湯

番茄炒花菜：番茄100克，花菜100克，油5克，清炒

白米飯30克

晚餐：

芹菜炒肉：芹菜100克，瘦肉絲20克，油5克，清炒

拌黃瓜100克、饅頭1個30克、小米粥（生小米20克）

星期三

早餐：

豆漿300毫升、肉包1個30克、醃黃瓜30克

午餐：

黃瓜炒蛋：黃瓜100克，雞蛋1個50克，油5克，清炒

蝦米冬瓜湯：蝦米50克，冬瓜200克，水300毫升，煮湯

拌蘿蔔皮80克、白米飯50克

晚餐：

木耳炒白菜：乾木耳10克，白菜100克，肉片50克，油5克，清炒

牛肉燉蘿蔔：牛肉25克，白蘿蔔100克，水400毫升，燉至肉酥爛

拌黃瓜：黃瓜80克、饅頭1個30克、小米粥（生小米20克）

星期四

⊗ 早餐：

- 牛奶200毫升、花卷30克、熗馬鈴薯絲100克
- 雞蛋羹：雞蛋1個60克，加水蒸

⊗ 午餐：

- 韭菜香乾炒肉絲：韭菜80克，香乾80克，瘦肉絲25克，油5克，清炒
- 炒小白菜：小白菜100克，油5克，清炒
- 玉米麵發糕兩塊50克、五香雞腿1個200克

⊗ 晚餐：

- 香椿豆腐：香椿50克，豆腐100克，香油2克，香椿在沸水中焯一下，再涼拌
- 紫菜蛋湯：乾紫菜20克，雞蛋1個，水300毫升，煮湯
- 鮮蘑肉片：鮮蘑120克，肉片20克，胡蘿蔔30克，油5克，清炒
- 白米飯50克

星期五

⊗ 早餐：

- 燕麥粥100克、炸饅頭片50克、醬菜10克

⊗ 午餐：

- 紅燒茄子：茄子100克，蒜3瓣5克，肉10克，油5克
- 熗菠菜：菠菜100克
- 拌豆芽：豆芽100克，黃瓜50克　　白米飯50克

⊗ 晚餐：

- 紅燒雞翅：雞翅25克（肉重）
- 蒜蓉油麥菜：油麥菜100克，蒜10克，清炒
- 酸辣湯：蘿蔔絲80克
- 米飯（大米+小米，各20克）

星期六

早餐：

豆腐腦150克、茶葉蛋1個50克、素包子1個35克

午餐：

素炒茼蒿：茼蒿150克，油5克，清炒

青椒炒肉：青椒60克，肉20克，清炒

拌菜心：菜心100克　　　饅頭1個30克

晚餐：

蔥爆羊肉：羊肉50克，大蔥50克，油5克，爆炒

香菇油菜：乾香菇5克，油菜120克，清炒

豆腐湯：豆腐50克，青菜50克

白米飯30克

星期日

早餐：

牛奶200毫升、麻醬鹹花卷1個30克

煎荷包蛋1個50克（去殼），油5克

午餐：

醋溜白菜：白菜100克，油5克

韭菜炒雞蛋：韭菜80克，雞蛋兩個80克，油5克

熗黃瓜：黃瓜100克　　　玉米發糕兩塊50克　　　紅豆粥

晚餐：

豆角燉排骨：豆角80克，排骨（帶骨）200克

熬白菜：白菜80克，乾香菇5克，蝦皮5克，加水燉

清炒生菜：生菜150克，油5克　　　白米飯30克

五穀雜糧比藥好

1100～1200千卡系列——每日三餐

能量及營養素含量分析表

食物	重量（克）	蛋白質（克）	脂肪（克）	碳水化合物（克）	熱量（千卡）
穀類	150	11	—	120	600
肉類	45	7	4.5	—	75
油脂	18	—	18	—	165
蔬菜類	400	4	—	14	80
蛋類	50	9	6	—	75
奶類	200	6	7	8	95
豆類	50	5	2	2	40
總計	913	42	37.5	144	1130

星期一

早餐：

- 豆漿300毫升、蛋糕2塊（雞蛋1個50克，麵粉20克）
- 拌豆芽粉絲：豆芽100克，粉絲10克

午餐：

- 芹菜香乾：芹菜100克，香乾40克，油5克
- 紅燒茄子：茄子100克，肉25克，蒜3瓣5克，油5克
- 豆腐湯：豆腐50克，青菜50克　　白米飯40克

晚餐：

- 白菜燉五花肉：大白菜100克，五花肉20克，油4克
- 香菇油菜：乾香菇5克，油菜100克，油4克，清炒
- 油餅70克、小米粥（生小米20克）

🍲 星期二

🍴 早餐：

🥛 牛奶200毫升、全麥麵包50克、鹹菜10克

🥛 煎荷包蛋：雞蛋一個50克，油5克

🍴 午餐：

🥛 萵筍木耳肉片：萵筍100克，木耳100克，肉片25克，油5克，清炒

🥛 白菜豆腐湯：白菜100克，豆腐50克，水300毫升，煮湯

🥛 白米飯50克

🍴 晚餐：

🥛 酸辣馬鈴薯絲：馬鈴薯切成絲100克，油3克

🥛 青椒炒肉：青椒100克，瘦肉片25克，油5克

🥛 家常餅50克

🍲 星期三

🍴 早餐：

🥛 牛奶200毫升、包子兩個（肉餡10克，麵粉50克）、鹹菜少許

🍴 午餐：

🥛 紅燒豆腐：板豆腐50克，油5克，紅燒

🥛 番茄炒雞蛋：番茄100克，雞蛋1個50克，油5克，清炒

🥛 菌菇肉絲湯：平菇100克，肉絲20克，水400毫升，煮湯

🥛 蕎麥麵條40克，煮青菜30克

🍴 晚餐：

🥛 瘦肉熬冬瓜：瘦白肉15克，冬瓜100克，水200毫升

🥛 醋烹豆芽：豆芽100克，油3克

🥛 蒜拌海帶絲：蒜3瓣，海帶絲150克，涼拌　　🥛 饅頭兩個60克

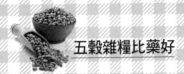

星期四

早餐：

- 豆腐腦100克、燒餅1個（約30克）、鵪鶉蛋3個（約30克）

午餐：

- 紫菜蛋湯：乾紫菜50克，雞蛋20克，香油2克
- 素炒茼蒿：茼蒿150克，油5克，清炒
- 紅燒鯽魚：鯽魚40克，油3克　白米飯50克

晚餐：

- 榨菜炒肉絲：榨菜10克，瘦肉絲10克，白菜絲100克，油5克
- 素炒什錦丁：黃瓜丁50克，胡蘿蔔丁15克，筍丁15克，芹菜丁20克，油3克
- 發糕兩塊（約30克）、紫米粥（紫米20克，大米20克）

星期五

早餐：

- 牛奶200毫升、素包子兩個（雞蛋1個50克，韭菜50克，油2克）
- 醃黃瓜10克

午餐：

- 牛肉燉蘿蔔：牛肉25克，白蘿蔔100克，水400毫升，燉至肉酥爛
- 松花豆腐：松花蛋（帶殼約60克），豆腐50克，香油2克
- 爆炒圓白菜：圓白菜100克，油6克　　　白米飯50克

晚餐：

- 紅燒雞翅：雞翅（去骨後25克），油6克
- 蝦米冬瓜湯：蝦米（乾）10克，冬瓜100克，水300毫升，煮湯
- 拌蘿蔔皮100克，香油2克　　　饅頭1個40克

星期六

早餐：

🥛 豆漿300毫升、玉米麵發糕50克、醬蘿蔔10克

午餐：

🍶 清蒸鯉魚：鯉魚（帶骨50克）

🍶 黃瓜炒蛋：黃瓜100克，雞蛋1個50克，油5克，清炒

🍶 海米炒芹菜：乾海米5克，芹菜100克，油5克

🍶 芝麻燒餅70克

晚餐：

🍶 雞絲炒茭白：雞肉25克，茭白100克，油6克

🍶 番茄炒豇豆：豇豆100克，番茄50克，油5克

🍶 拌黃瓜：黃瓜50克　　🥛 白米飯30克

星期日

早餐：

🍶 無糖優酪乳110毫升、鹹麵包70克、鹹菜5克

🍶 煎荷包蛋：雞蛋1個50克，油3克

午餐：

🍶 瓠瓜炒肉：瓠瓜100克，肉15克，油5克

🍶 紅燒茄子：茄子100克，油5克

🍶 拌黃瓜：黃瓜50克　　🍶 蒸千層餅50克

晚餐：

🍶 木耳炒白菜：乾木耳10克，用涼水泡發，白菜100克，油5克，清炒

🍶 老虎菜：黃瓜、尖椒各50克，香菜10克，蔥絲5克，香油2克，涼拌

🍶 鹽水蝦：青蝦（帶殼50克）　　🥛 白米飯30克

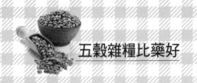

五穀雜糧比藥好

1300～1400千卡系列——每日三餐

能量及營養素含量分析表

食物	重量 （克）	蛋白質 （克）	脂肪 （克）	碳水化合物 （克）	熱量 （千卡）
穀類	175	14	—	145	700
肉類	80	16	10	—	160
油脂	18	—	18	—	165
蔬菜類	400	4	—	14	80
豆類	50	5	2	2	40
蛋類	50	9	6	—	75
奶類	200	6	7	8	95
總計	973	54	43	169	1315

星期一

早餐：

🥛 豆漿300毫升、肉包1個30克、醃黃瓜30克

午餐：

🥛 什錦炒飯：米飯50克，火腿10克，胡蘿蔔10克，黃瓜20克，洋蔥
　　　　　10克，蝦仁5克，油5克

🥛 醬油茄子：茄子150克，香菜少許，油2克

🥛 拌蘿蔔：蘿蔔80克，香油2克　　🥛 家常餅70克　　🥛 紫米粥25克

晚餐：

🥛 蒜蓉油麥菜：油麥菜100克，蒜10克，清炒

🥛 紫菜蛋湯：乾紫菜20克，雞蛋1個50克，水300毫升，煮湯

🥛 五香雞腿1個200克（帶骨）　　　🥛 米飯（大米+小米，各20克）

星期二

早餐：

- 豆腐腦100克、蔥油餅50克、茶葉蛋1個（約50克）、鹹菜5克

午餐：

- 素炒什錦丁：黃瓜丁50克，胡蘿蔔丁15克，筍丁15克，芹菜丁20克，油5克
- 紅燒雞翅：雞翅（去骨後30克），油6克
- 炒扁豆絲：扁豆100克，油5克　　白米飯50克

晚餐：

- 豆腐湯：豆腐50克，青菜50克
- 蒜拌海帶絲：蒜3瓣，海帶絲150克，香油2克，涼拌
- 清蒸鯉魚：鯉魚（去骨50克）　　饅頭2個70克

星期三

早餐：

- 牛奶200毫升、烤麵包片50克、火腿片15克

午餐：

- 熗拌芹菜腐竹：芹菜80克，乾腐竹15克，油2克
- 茄汁豆腐：番茄100克，豆腐50克，油5克
- 鹽水蝦：大蝦100克（帶皮）　　白米飯50克

晚餐：

- 木耳炒白菜：乾木耳10克（用涼水泡發），白菜100克，肉片50克，油5克，清炒
- 鮮蘑肉片：鮮蘑120克，肉片20克，胡蘿蔔30克，油5克，清炒
- 酸辣湯：蘿蔔絲80克　　蒸千層餅75克

星期四

早餐：

白米粥（大米20克）、芝麻燒餅60克、鹹菜少許

午餐：

茭白炒肉：茭白100克，肉絲20克，油3克

紅燒茄子：茄子100克，油5克

煮龍鬚麵：麵條45克，青菜葉50克

晚餐：

洋蔥炒豬肝：豬肝30克，洋蔥50克，油5克

黃瓜雞丁：黃瓜丁30克，雞丁20克，油3克

醋烹豆芽：豆芽70克，油3克　　白米飯50克

星期五

早餐：

牛奶200毫升、發麵餅1個50克、鵪鶉蛋3個（約30克）、醬蘿蔔10克

午餐：

酸辣馬鈴薯絲：馬鈴薯切成絲50克，油3克

排骨燒蘿蔔：排骨200克，白蘿蔔70克

蔥花炒蛋：蔥花20克，雞蛋1個（約50克）

家常餅50克、小米粥（生小米25克）

晚餐：

青椒炒肉：青椒80克，瘦肉片20克，油5克

番茄炒豇豆：豇豆80克，番茄50克，油5克

黃瓜絲拌豆腐：黃瓜絲50克，豆腐20克　　白米飯50克

星期六

早餐：

- 牛奶麥片粥：牛奶200毫升，燕麥片20克
- 烤饅頭片50克、鹹菜少許

午餐：

- 清燉鯽魚：鯽魚150克（帶骨），清燉
- 老虎菜：黃瓜、尖椒各50克，香菜10克，蔥絲10克，香油2克，涼拌
- 香菇菜心：乾香菇10克，菜心100克，油4克
- 麻醬花卷1個（約30克）、小米粥30克

晚餐：

- 瘦肉熬冬瓜：瘦白肉20克，冬瓜80克，水200毫升
- 芹菜香乾：芹菜100克，香乾40克，油5克　　　白米飯50克

星期日

早餐：

- 小餛飩20個、煎荷包蛋1個（約40克）、醬菜10克

午餐：

- 熗拌芹菜腐竹：芹菜100克，乾腐竹15克，油2克
- 凍豆腐燉酸菜：凍豆腐80克，酸菜120克，五花肉30克，油3克
- 白米飯50克

晚餐：

- 紅燒雞翅：雞翅25克（肉重）
- 拌菜心：菜心100克
- 熬白菜：白菜100克，乾香菇10克，蝦皮5克，加水燉
- 小花卷2個70克

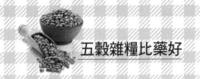

五穀雜糧比藥好

1500～1600千卡系列——每日三餐

能量及營養素含量分析表

食物	重量 （克）	蛋白質 （克）	脂肪 （克）	碳水化合物 （克）	熱量 （千卡）
穀類	240	17	—	165	885
肉類	90	17	11	—	165
油脂	18	—	18	—	165
豆類	50	5	2	2	40
蔬菜類	400	4	—	14	80
蛋類	50	9	6	—	75
奶類	200	6	7	8	95
總計	1048	58	44	189	1505

星期一

早餐：

- 牛奶200毫升、蛋糕2塊（雞蛋1個50克，麵粉50克）、醃黃瓜30克

午餐：

- 芹菜香乾：芹菜100克，香乾40克，油5克
- 香菇油菜：乾香菇5克，油菜100克，油4克，清炒
- 拌豆芽粉絲：豆芽100克，粉絲10克　　　白米飯70克

晚餐：

- 白菜燉五花肉：大白菜100克，五花肉20克，油4克
- 豆腐湯：豆腐50克，青菜50克
- 紅燒茄子：茄子100克，肉25克，蒜3瓣5克，油5克
- 家常餅100克、小米粥（小米20克）

星期二

早餐：

- 牛奶200毫升、全麥麵包50克、鹹菜10克
- 煎荷包蛋：雞蛋1個50克，油5克

午餐：

- 萵筍木耳肉片：萵筍、木耳各100克，肉片25克，油5克，清炒
- 白菜豆腐湯：白菜100克，豆腐50克，水300毫升，煮湯
- 白米飯50克

晚餐：

- 酸辣馬鈴薯絲：馬鈴薯切成絲100克，油3克
- 青椒炒肉：青椒100克，瘦肉片25克，油5克
- 油餅100克、綠豆粥（綠豆、大米各20克）

星期三

早餐：

- 豆漿300毫升、包子兩個（肉餡10克，麵粉60克）、芥藍菜20克

午餐：

- 蕎麥麵條70克，青菜葉30克
- 紅燒豆腐：板豆腐50克，油5克，紅燒
- 素炒茼蒿：茼蒿150克，油5克，清炒
- 菌菇肉絲湯：平菇100克，肉絲20克，水400毫升，煮湯

晚餐：

- 瘦肉熬冬瓜：瘦白肉15克，冬瓜100克，水200毫升
- 番茄炒雞蛋：番茄100克，雞蛋1個50克，清炒，油5克
- 蒜拌海帶絲：蒜3瓣，海帶絲100克，涼拌
- 饅頭兩個80克、小米粥（生小米30克）

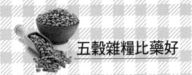

星期四

早餐：

- 豆腐腦100克、燒餅2個（約重50克）、鵪鶉蛋3個（約30克）
- 醬蘿蔔10克

午餐：

- 醋烹豆芽：豆芽100克，油3克　　紅燒鯽魚：鯽魚40克，油3克
- 紫菜蛋湯：乾紫菜50克，雞蛋200克，香油2克　　白米飯50克

晚餐：

- 榨菜炒肉絲：榨菜10克，瘦肉絲10克，白菜絲100克，油5克
- 素炒什錦丁：黃瓜丁50克，胡蘿蔔丁15克，筍丁15克，芹菜丁20克，油3克
- 發糕兩塊（約60克）、紫米粥（紫米15克，大米15克）

星期五

早餐：

- 白米粥50克、拌蘿蔔絲100克
- 素包子兩個（雞蛋1個50克，韭菜50克，麵粉50克，油2克）

午餐：

- 牛肉燉蘿蔔：牛肉25克，白蘿蔔100克，水400毫升，燉至肉酥爛
- 松花豆腐：松花蛋（帶殼約60克），豆腐50克，香油2克
- 爆炒圓白菜：圓白菜100克，油6克　　白米飯50克

晚餐：

- 番茄炒豇豆：豇豆100克，番茄50克，油5克
- 蝦米冬瓜湯：蝦米（乾）10克，冬瓜100克，水300毫升，煮湯
- 紅燒雞翅：雞翅（去骨後25克），油6克　　蒸千層餅90克

星期六

早餐：

- 豆漿300毫升、玉米麵發糕70克、醬蘿蔔10克

午餐：

- 清蒸鯉魚：鯉魚（帶骨50克）
- 拌蘿蔔皮100克，香油2克
- 黃瓜炒蛋：黃瓜100克，雞蛋1個50克，油5克，清炒
- 白米飯50克

晚餐：

- 雞絲炒茭白：雞肉25克，茭白100克，油6克
- 海米炒芹菜：乾海米5克，芹菜100克，油5克
- 芝麻燒餅兩個80克、紫米粥（紫米20克，大米20克）

星期日

早餐：

- 牛奶200毫升、烤饅頭片50克、鹹菜少許

午餐：

- 瓠瓜炒肉：瓠瓜100克，肉15克，油4克
- 木耳炒白菜：乾木耳15克（用涼水泡發），白菜100克，油5克，清炒
- 紫菜蛋湯：乾紫菜10克，雞蛋1個50克，香油2克
- 蒸千層餅50克

晚餐：

- 紅燒茄子：茄子100克，肉10克，油5克
- 老虎菜：黃瓜50克，香菜10克，蔥絲5克，香油2克，涼拌
- 鹽水蝦：青蝦（帶殼50克），水煮　　白米飯50克

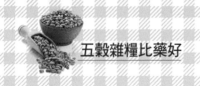

五穀雜糧比藥好

1700～1800千卡系列──每日三餐

能量及營養素含量分析表

食物	重量（克）	蛋白質（克）	脂肪（克）	碳水化合物（克）	熱量（千卡）
穀類	280	22	─	230	1040
肉類	80	16	10.5	─	160
油脂	18	─	18	─	165
蔬菜類	400	4	─	14	80
豆類	80	7	3.5	3	60
蛋類	50	9	6	─	75
奶類	220	7	7	8	115
總計	1128	65	45	255	1715

星期一

❌ 早餐：

🥛 豆漿300毫升、牛肉餅（肉餡25克，麵粉70克）、醃黃瓜30克

❌ 午餐：

🥛 黃瓜炒蛋：黃瓜100克，雞蛋1個50克，油5克，清炒

🥛 冬瓜丸子湯：乾蝦米5克，冬瓜100克，丸子50克，煮湯

🥛 拌蘿蔔皮80克、白米飯70克

❌ 晚餐：

🥛 醋溜白菜：白菜100克，胡蘿蔔20克，肉片20克，油5克，清炒

🥛 牛肉燉蘿蔔：牛肉35克，白蘿蔔100克，水400毫升，燉至肉酥爛

🥛 拌黃瓜：黃瓜80克

🥛 烙餅100克、大米粥（大米40克）

星期二

早餐：

燕麥粥（燕麥50克）、炸饅頭片70克、醬菜10克

午餐：

紅燒茄子：茄子100克，蒜10克，肉10克，油5克

老醋菠菜：菠菜50克，花生15克

拌豆芽：豆芽50克，黃瓜50克

發麵餅100克

晚餐：

紅燒雞翅：雞翅（肉重25克）

蒜蓉油麥菜：油麥菜100克，蒜10克，清炒

酸辣湯：蘿蔔絲50克，油2克　　米飯（大米+小米，各30克）

星期三

早餐：

牛奶220毫升、烤麵包片80克、煮雞蛋1個（約50克）、醃黃瓜20克

午餐：

砂鍋豆腐：豆腐80克，瘦白肉20克，乾香菇10克，乾蝦米5克

拌蘿蔔皮：蘿蔔皮50克，香油2克

蠔油香菇菠菜：乾香菇10克，菠菜100克，油4克

玉米麵發糕100克、紅豆粥（赤小豆20克，大米20克）

晚餐：

蘆筍炒牛柳：蘆筍100克，牛肉30克，油5克

柿椒炒雞丁：柿子椒100克，雞丁20克，油5克

涼拌苦瓜：苦瓜50克，香油2克　　白米飯60克

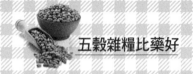

星期四

早餐：

🥛 豆腐腦100克、蔥油餅70克、滷蛋1個（約50克）、鹹菜10克

午餐：

🥛 素炒什錦丁：黃瓜丁50克，胡蘿蔔丁25克，筍丁25克，芹菜丁30克，油5克

🥛 紅燒雞翅：雞翅（去骨後）30克，油6克

🥛 炒扁豆絲：扁豆100克，肉15克，油5克　　🥛 白米飯60克

晚餐：

🥛 清蒸鯉魚：鯉魚（去骨50克）　　🥛 豆腐湯：豆腐50克，青菜70克

🥛 蒜拌海帶絲：蒜3瓣，海帶絲100克，香油2克，涼拌

🥛 饅頭2個100克、小米粥（生小米40克）

星期五

早餐：

🥛 豆漿300毫升、包子兩個（肉餡10克，麵粉60克）、芥藍菜20克

午餐：

🥛 芹菜香乾：芹菜100克，香乾40克，油5克

🥛 拌豆芽粉絲：豆芽100克，粉絲10克

🥛 香菇油菜：乾香菇5克，油菜100克，油5克，清炒

🥛 白米飯70克

晚餐：

🥛 家常馬鈴薯絲：馬鈴薯絲100克，油3克

🥛 青椒炒肉：青椒100克，瘦肉片25克，油5克

🥛 家常油餅100克、紅豆粥（紅豆、大米各25克）

星期六

早餐：

- 煎荷包蛋：雞蛋1個50克，油3克
- 牛奶220毫升、全麥麵包80克、鹹菜10克

午餐：

- 紅燒豆腐：板豆腐50克，油5克，紅燒
- 菌菇肉絲湯：平菇100克，肉絲20克，煮湯
- 素炒茼蒿：茼蒿100克，油3克，清炒　蕎麥麵條80克，青菜葉30克

晚餐：

- 榨菜炒肉絲：榨菜20克，瘦肉絲10克，白菜絲100克，油4克
- 素炒什錦丁：黃瓜丁30克，胡蘿蔔丁20克，筍丁20克，芹菜丁20克，油3克
- 發糕兩塊（約80克）、紫米粥（紫米20克，大米20克）

星期日

早餐：

- 豆漿300毫升、玉米麵發糕70克、拌蘿蔔條50克，香油2克

午餐：

- 牛肉燉蘿蔔：牛肉25克，白蘿蔔100克，油3克
- 松花豆腐：松花蛋（帶殼約60克），豆腐50克，香油2克
- 爆炒圓白菜：圓白菜100克，油5克　　白米飯60克

晚餐：

- 雞絲炒茭白：雞肉25克，茭白100克，油3克
- 海米炒芹菜：乾海米5克，芹菜100克，油3克
- 芝麻燒餅兩個80克、紫米粥（紫米20克，大米20克）

五穀雜糧比藥好

1900～2000千卡系列──每日三餐

能量及營養素含量分析表

食物	重量（克）	蛋白質（克）	脂肪（克）	碳水化合物（克）	熱量（千卡）
穀類	335	26.3	—	265	1220
肉類	110	21	13.5	—	210
油脂	18	—	18	—	165
蔬菜類	500	4.5	—	15	85
豆類	80	7	3	3	80
蛋類	50	9	6	—	75
奶類	240	7.2	7.2	8	125
總計	1333	75	47.7	291	1960

星期一

早餐：

- 牛奶240毫升、全麥麵包100克、鹹菜10克
- 煎荷包蛋：雞蛋1個50克，油3克

午餐：

- 清蒸鯉魚：鯉魚（去骨80克）
- 豆腐湯：豆腐100克，青菜150克
- 蒜拌海帶絲：海帶絲100克，香油2克，涼拌
- 饅頭100克、小米粥（生小米40克）

晚餐：

- 雞絲炒茭白：雞肉30克，茭白100克，油3克
- 海米炒芹菜：乾海米20克，芹菜150克，油3克
- 芝麻燒餅兩個80克、紫米粥（紫米20克，大米20克）

🍲 星期二

⚔ 早餐：

🥛 豆漿300毫升、玉米麵發糕100克、醃蘿蔔條20克

⚔ 午餐：

🥫 榨菜炒肉絲：榨菜20克，瘦肉20克，白菜絲80克，油5克

🥫 素炒什錦丁：黃瓜丁50克，胡蘿蔔丁15克，筍丁15克，芹菜丁20克，油3克

🥫 發糕100克、紫米粥（紫米15克，大米20克）

⚔ 晚餐：

🥫 芹菜香乾：芹菜100克，香乾50克，油5克

🥫 蔥花炒蛋：蔥花100克，雞蛋1個（約50克），油5克

🥫 蒸茄盒：茄子100克，肉末30克　🥫 白米飯100克

🍲 星期三

⚔ 早餐：

🥛 牛奶240毫升、蛋糕（雞蛋1個50克，麵粉100克）

🥫 拌豆芽粉絲：豆芽100克，粉絲10克

⚔ 午餐：

🥫 萵筍木耳肉片：萵筍、木耳各80克，肉片30克，油5克，清炒

🥫 白菜豆腐湯：白菜100克，豆腐100克，煮湯

🥫 鹽水蝦：青蝦80克（帶殼）　🥫 白米飯100克

⚔ 晚餐：

🥫 瘦肉熬冬瓜：瘦白肉25克，冬瓜100克，水200毫升

🥫 豆芽炒肉：豆芽70克，肉20克，油5克

🥫 蒜拌海帶絲：蒜3瓣，海帶絲70克，涼拌

🥫 饅頭90克、小米粥（生小米40克）

星期四

早餐：

🥛 豆漿300毫升、湯包3個90克、醃黃瓜30克

午餐：

🥛 什錦炒飯：米飯100克，火腿20克，蝦仁20克，胡蘿蔔20克，黃瓜20克，洋蔥10克，油5克

🥛 醬油茄子：茄子150克，香菜少許，油2克

🥛 拌蘿蔔：蘿蔔100克，香油2克　　🥛 紫米粥（生紫米35克）

晚餐：

🥛 紫菜蛋湯：乾紫菜20克，雞蛋1個50克

🥛 番茄炒豇豆：豇豆100克，番茄50克，油5克

🥛 五香雞腿一個200克（帶骨）、家常餅110克

星期五

早餐：

🥛 燕麥粥（生燕麥50克）、炸饅頭片100克、蒜茄子20克

午餐：

🥛 紅燒馬鈴薯：馬鈴薯100克，蒜3瓣5克，肉40克，油5克

🥛 熗菠菜：菠菜50克

🥛 蒜蓉油麥菜：油麥菜100克，蒜10克，清炒

🥛 米飯（大米+小米，各50克）

晚餐：

🥛 紅燒雞翅：雞翅50克（肉重）

🥛 拌豆芽：豆芽100克，黃瓜50克

🥛 酸辣湯：蘿蔔絲100克，肉末20克　　🥛 蕎麥麵條100克（生重）

星期六

早餐：

牛奶200毫升、鹹麵包70克、茶葉蛋1個（約50克）、醃黃瓜20克

午餐：

砂鍋豆腐：豆腐80克，瘦白肉20克，乾香菇10克，乾蝦米5克

柿椒炒雞丁：柿子椒100克，雞丁20克，油5克

涼拌苦瓜：苦瓜80克，香油2克

白米飯50克

晚餐：

蘆筍炒牛柳：蘆筍100克，牛肉30克，油5克

蠔油香菇菠菜：乾香菇10克，菠菜100克，油3克

拌藕片：藕片80克　　發糕100克

星期日

早餐：

豆漿300毫升、牛肉餅（肉餡30克，麵粉100克，油3克）

醃黃瓜30克

午餐：

黃瓜炒蛋：黃瓜100克，雞蛋1個50克，油5克，清炒

冬瓜丸子湯：乾蝦米10克，冬瓜100克，丸子50克，煮湯

白米飯100克

晚餐：

醋溜白菜：白菜100克，胡蘿蔔20克，肉片20克，油5克，清炒

馬鈴薯燉排骨：排骨50克（去骨），馬鈴薯100克，油5克

拌黃瓜：黃瓜50克　　烙餅100克、大米粥（大米30克）

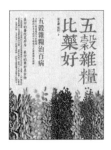

國家圖書館出版品預行編目資料

五穀雜糧比藥好 / 雷正權著. -- 初版. --
新北市：金塊文化, 2017.06
面； 公分. -- (實用生活；34)
ISBN 978-986-94771-5-4(平裝)
1.食療 2.禾穀 3.養生 4.食譜
418.914   106006802

實用生活 34

五穀雜糧比藥好

金塊　文化

作　　　者：雷正權
發　行　人：王志強
總　編　輯：余素珠
美 術 編 輯：JOHN平面設計工作室

出　版　社：金塊文化事業有限公司
地　　　址：新北市新莊區立信三街35巷2號12樓
電　　　話：02-2276-8940
傳　　　真：02-2276-3425
E - m a i l：nuggetsculture@yahoo.com.tw

匯 款 銀 行：上海商業銀行 新莊分行（總行代號 011）
匯 款 帳 號：25102000028053
戶　　　名：金塊文化事業有限公司

總 經 銷：商流文化事業有限公司
電　　　話：02-55799575
印　　　刷：大亞彩色印刷
初 版 一 刷：2017年6月
定　　　價：新台幣300元

金塊📖文化

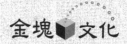
金塊 文化